你的身体有多健康？

How Happy is Your Health?

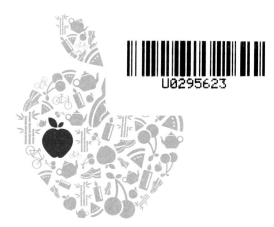

U0295623

50 招让你的身体更健康

Great Tips to Help You Live a Long，Happy and Healthy Life

[英] 苏菲·凯勒（Sophie Keller）著

叶红卫 郭慧 译

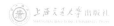
上海交通大学出版社

内 容 提 要

　　本书为"幸福生活50招"丛书之一，主要讲述了50个让你变得更健康的技巧。本书分为四个部分：健康的饮食、健康的心理、健康的身体、健康的环境。书的开头有一个小测试，读者可以据此判断自己的身体情况并在书中找到对应的改善健康的方法。

　　本书可供对身体健康感兴趣的各类读者阅读。

图书在版编目(CIP)数据

你的身体有多健康？:50招让你的身体更健康/(英)凯勒著;叶红卫,郭慧译.—上海:上海交通大学出版社,2013
　(幸福生活50招)
　ISBN 978-7-313-09480-3

Ⅰ.①你…　Ⅱ.①凯…②叶…③郭…　Ⅲ.①保健-普及读物　Ⅳ.①R161-49

中国版本图书馆CIP数据核字(2013)第038371号

你的身体有多健康？

50招让你的身体更健康

[英]苏菲·凯勒(Sophie Keller)　著

叶红卫　郭　慧　译

上海交通大学 出版社出版发行
(上海市番禺路951号　邮政编码200030)
电话：64071208　出版人：韩建民
上海交大印务有限公司印刷　全国新华书店经销
开本：787mm×1092mm　1/32　印张：4.625　字数：80千字
2013年3月第1版　2013年3月第1次印刷
印数：1～5030
ISBN 978-7-313-09480-3/R　定价：20.00元

献给我亲爱的朋友和医生威廉·希特博士（William Hitt，1932—2010），他影响了许多人的生活，也包括我的。

前　言

　　健康是第一位的,没有健康,一切免谈! 美满的婚姻,成功的事业,幸福的家庭,这一切都以健康的身体为前提。

　　说到健康,目光要长远。要学会问自己,"我现在这样对待自己的身体,5 年后,10 年后,甚至 40 年后会造成什么影响?"如果你以现在这样的方式对待身体,能延年益寿,永葆青春,那就保持下去,否则,就要早点改变一些生活习惯。

　　这本书给你提供了 50 条关于健康的建议,这些建议与众不同,简单易行,能给你的生活质量带来很大的改观。如果按照这些建议去做,保证能帮你防止疾病,助你长命百岁! 我的目标是把有关知识告诉你,让你自己做出明智的选择,决定什么才是对你最好的。

　　本书分为四个部分。"健康的饮食"这一部分会让你了解自己的饮食。你会明白，哪些特定的水果和蔬菜要吃有机的，鸡蛋盒上的"散养"究竟是什么意思，以及有哪些与众不同且简单易行的方法可以让你保持理想的体重。

"健康的心理"这一部分会让你明白"身"和"心"之间的密切关系：如何表达情感、发泄愤怒，以便让自己看起来更年轻；如何用言语帮助自己减肥；哪三种消耗能量的方式是你要摒弃的。

"健康的身体"这一部分会让你学到一些另类的疗法和新奇的锻炼方式，包括简单易行的消除冬季抑郁的方法，通过按摩治好宿醉的方法，以及如何通过改变身体姿势来改变生活。

"健康的环境"这一部分可以帮你学到一些避免常见毒素的简易方法。你会懂得哪些塑料可以安全使用，哪些塑料不安全，为什么不含氟的牙膏对你更好，以及为什么要改进家庭饮用水的质量。

我本人在很小的时候就开始了健康之旅。在我14岁的时候，打网球比赛伤到了背和肩。我当时极其痛苦，不能坐也不能站。我看了很多医生，他们都无能为力，并坚持认为我无法康复。因此，我只能依靠自己，我采用整体康复疗法，不用药物。我通过普拉提来强健背部的肌肉，通过冥想来释放压力，清除杂念，去理疗室了解为什么我的背，也就是我的"支撑系统"抛弃了我。我看到了令人难以置信的结果，之后我开始了漫长的了解健康、活出健康的人生之旅。

几年后，我认识到，最好是吃没有喷洒农药的水果和蔬菜；身体和心理是紧密相连的——一个病了，另外一个也会生病。所以要把身体看作是自己最好的朋友，因为身体会伴随我们一辈子。

为了让自己康复，我在不同的医生门下学习了辅助医疗保健，在大量按摩康复中心、心理治疗中心和精神康复中心进行训练，深入了解这个事关个人健康和幸福的领域。我成为了一名神经语言疗法(NLP)和催眠疗法方面的教练和主治医生，还取得了瑜伽培训师资格。过去几年获得的所有知识加在一起，我最终成为了健康幸福方面的一名专家。

我学习了很多关于健康方面的知识，我把这些知识提炼后，归纳出了最简单易行的一些建议。我保证，如果你能遵循本书中的建议去做，你的外表和感觉都会有很大的改变。

祝你健康、长寿、幸福！

爱你的，苏菲

目　录

第四部分　健康的环境

小测试：你的
身体健康吗？

　　阅读下列问题，圈出与你以及你的健康状况最吻合的答案。根据你的回答，如果可以采取一些措施来改善自己的健康，那就翻到书中对应的建议，开始创造更快乐、更健康、更长寿的人生，一次看一条建议！

　　选出你认为最准确的答案，然后翻到 125 页查看相应的结果。

1. **如果你站在电话边，但有人打你的手机，你会：**

　　A　用手机和对方交谈，不会考虑通话时间？

　　B　问对方是否可以用电话打回去？

　　C　用手机通话，但会尽可能减少通话时间？

2. **你对自己饮用水的质量关心吗？**

　　A　不，我不是很关心。

B 我会尽量了解所喝水的质量。

C 有时候会考虑,但是不大会影响我的选择。

3. **给家里买洗涤用品时,你会:**

A 买最便宜的?

B 考虑哪些对身体和环境有益?

C 先看到哪个就买哪个?

4. **购买身体护理和美容产品时,你会:**

A 选择最天然有机的品牌?

B 寻找自己认识的品牌?

C 寻找最便宜的品牌?

5. **在使用塑料制品时,你会小心翼翼地限制自己接触潜在有害物质的时间吗?**

A 不,我不关注塑料中的毒素,没有真正考虑过。

B 是的,我会注意毒素,会尽可能减少塑料制品的使用,买的时候也会小心选择。

C 有时候我会考虑,但这个不大会影响我对塑料制品的选择。

6. **在你受伤或得了常见病后,会怎么治疗?**

A 直接找家庭医生,了解最快的治愈方法,不管是止痛药、抗生素或其他治疗方法都行。

B 在去看保健医师或医生之前,我会改变自己的生活方式,尝试全面治愈病痛。

C 我对伤口或感冒视而不见,希望它们能自己消失。

7. **你的身体姿势如何?**

A 很好。我非常注意自己的姿势,坐和站得都很直。

B 我从来不会考虑自己的姿势,也不了解。

C 有时候我想我可以坐或站得更直些。

8. **你的心情会受季节的影响吗?**

A 不会,我不会很情绪化,我一年到头情绪都差不多。

B 我冬天好像更压抑,更情绪化。

C 我会情绪化,但好像和季节没什么关系。

9. **你多久锻炼一次?**

A 我太忙了,很少有时间锻炼,不过一旦有时间,我会努力去锻炼。

B 我一周至少会锻炼三次。

C 我不喜欢锻炼,不会出现在健身房!

10. **关于节食,你:**

A 偶尔会节食,但很少能坚持下来。

B 从来不节食,因为对自己的体重很满意。

C 总是不断地节食,而且经常尝试时尚的节食方法。

11. **你把自己的身体当作:**

A 最好的朋友。

B 可供使用或滥用的独立物体。

C 只能共安乐的朋友?状况好的时候你很喜欢它,不好的时候便不喜欢了。

12. **你如何应对压力?**

A 我发现即便很小的事情都会让我不堪重负,压力对我来说真的很难处理。

B 对任何事情,我都不会轻易产生压力。

C 有时候我觉得有压力,有时候没有,真的要看是什么事情。

13. **你经常感到高兴吗?**

A 无论我有没有实现自己的目标,我都会感到高兴。

B 在我实现一个新的目标后,我会感到短暂的高兴。

C 我从来不会感到高兴——无论我完成了什么或做了什么。

14. 你能轻易表达自己的愤怒吗?

A 我可以轻而易举地表达自己的愤怒。

B 我喜欢将自己的感受藏在心里不表达出来。

C 有时候我会表达自己的愤怒,有时候我会把它藏在心里。

15. 你选择食物的依据是:

A 不管对自己好不好,关键看入口时的味道。

B 吃完后几个小时肚子和身体的感受。

C 食物如何给身体提供能量,但很多时候会屈从于对甜的和咸的食物的渴望。

16. 在选择维生素和矿物质补充剂时:

A 我会买架子上最便宜的。

B 我会选择自己认识的品牌。

C 我会选择来源于食物的。

17. 你多久买一次有机蔬菜和水果?

A 我会尽量去买有机食品,尤其是某些特定食物。

B 我没买过有机的,太贵了。

C 如果有的话,有时候我会买有机的,但我不是很在意。

18. **吃零食时你会选择：**

A　健康的零食，如水果、蔬菜或果仁，既能吃饱，又有能量。

B　能满足自己对甜、咸或油腻食品的欲望。

C　想吃什么就吃什么，不管健康不健康。

19. **你关心自己买的肉类食品的质量吗？**

A　是的，我会注意购买来源可靠的高品质肉类食物。

B　我会买高品质的肉类食物，但是对它们上面的标签搞不清楚。

C　不关心，我不想为了买"高品质"的肉食花额外的钱，肉毕竟还是肉。

20. **下面关于日常饮食的描述，哪个与你最吻合？**

A　我喜欢吃肉和土豆。你很难在我的盘子里看到蔬菜！

B　我吃各种水果和蔬菜，还有少量的高品质肉类，如鱼肉、鸡肉和牛肉。

C　我喜欢吃任何又快又方便的东西，快餐、外卖或冷冻食物。

健康的饮食

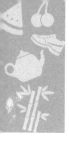

1 照顾好自己的身体

　　说到医疗保健，虽然现在有先进的西医，还有各种各样令人称奇的方法可供选择，但好的身体不是靠医生，而是靠你自己！

　　每个人的身体都和别人不一样，如果你平时关注自己的身体，你会比任何医生都更了解它。如果你不愿了解自己身体的运行状况，这就像是你收到一封邮件，但因为害怕是坏消息而不敢去打开它一样。你要拿出像钻研自己最大的兴趣爱好那样的热情，去了解自己身体和心理各自的运行状况及其相互关系。

　　你的身体要陪伴你一生，如果你关心它，它也会关心你。照顾好自己的身体——健康饮食，经常运动，减少压力。如果出现疼痛或疾病，那是身体在向你发出信号，不要视而不见，也不要垂头丧气，认为自己的身体令人失望。

　　因为遗传和生活方式的原因，我们每个人多多少少都会有些健康方面的问题。比如,有的人肠胃不适,有的人甲状腺功能低下,有的人贫血,有的人高血压或偶尔背部疼痛。重要的是,你要了解自己的身体,找出自己身体可能存在的问题。

一旦确定了自己的健康状况,你就可以自己去做功课,权衡各种治疗方法,选择最适合自己的某一种或某一套方法。明智的选择是从最自然、最注重全身治疗的方法开始。别以为还可以再等等看,等到身体出现危机就为时已晚了。比如背疼,在刚出现疼痛症状时就要去咨询专业医生,不要等到痛得无法忍受再去寻求帮助!可能的话,要尽早去关注身体发出的警报信号,这样会让康复变得容易得多。

永远要记住,你的健康掌握在自己手里。每天如何对待自己的身体完全取决于你自己。一旦你生病了,如何去治疗也是由你自己决定的。这本书提供了许多方法,让你迈出第一步。珍爱自己的身体,照顾好它,用爱去精心呵护它,时间久了,它也会给你回报,并且也一定会让你受益匪浅。

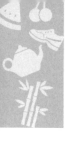

2 让身体多喝点水

身体的 70% 都是水分。身体的每个系统都要依赖水。水可以将器官中的毒素排泄出来,可以将营养传递给细胞,可以为耳朵、鼻子和咽喉的组织提供湿润的环境。如果没有足够的水来行使这些功能,身体就会脱水,这会消耗身体中的能量,时间一长,就会妨碍身体的正常运转。

那么,你到底需要喝多少水? 这取决于居住地的气候、你的体重以及活动强度。如果你住的地方气候炎热,而你经常剧烈运动,或者说正在生病,那就需要多喝点水。有一个常见的标准,就是每天喝 8 杯 8 盎司(1 盎司等于 28.35 克)一杯的水。或者也可以将体重除以 2,然后再以盎司为单位。因此,如果你的体重是 150 磅(1 磅等于 0.45 公斤),那么你每天需要喝 75 盎司的水,也就是 9～10 杯 8 盎司一杯的水。咖啡因和酒精不算,因为它们会让你脱水。运动饮料或含糖的软饮料也不算。最好的检验方法就是你的尿液：如果是清澈的，那就说明你喝的水是足够的！

说到喝水，要记住以下几点：

1. 经常用塑料杯喝水对身体不好，因为很多塑料会将毒素释放到水中。（参见第 46 和 47 条建议可了解更多相关信息。）

2. 对家里的供水进行测试，确保自己不会因供水问题或老化的水管饮入什么化学物质或杂质。不妨仔细看看水的清澈度，闻闻气味，尝尝味道。如果颜色浑浊，味道不正，你要请人来进行检测。或者也可以在水龙头上装一个过滤器或使用其他常见的净化系统。记住，自来水一定要在饮用或煮之前进行过滤。

3. 要学会爱上水的味道。如果你想增加水的口感，可以放几片黄瓜、柠檬、酸橙或桔子。也可以饮用不含咖啡因的清凉茶，如薄荷或甘菊茶。

4. 不论去哪里，要确保自己能喝到水。随时随地都要用不锈钢或其他安全材料的瓶子带一瓶水。

5. 要确保你的饮食主要由水分丰富的蔬菜和水果构成。这样，你可以从食物中摄取至少 20% 的水。

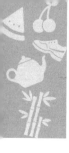

3 买有机的，了解"有害的"

不管是水果和蔬菜，还是奶制品，越接近其本原状态，或者说自然有机的状态，你摄入的营养就越多，也就越健康。这意味着要尽量避免食用喷洒了有害化学物质的植物，含有激素、化学物质和抗生素的动物和其他任何通过非自然方式生长的食物。

有机农业

"有机"这个词是指农民种植和加工蔬菜水果和养殖动物的方式。有机农夫不用化肥或传统方式给庄稼施肥、除草或预防疾病，而是使用天然肥料，如粪便或堆肥。杀虫剂、杀菌剂、除草剂等非有机农药不准使用，只能用某些有机农药。相反，传统农业会用化学除草剂控制杂草，用杀虫剂减少害虫和疾病，用化学肥料促进植物生长。传统养殖业会用抗生素、激素和药物来加快动物的生长或预防疾病。

　　有机农业会注意保护水土，减少污染，经常会用农作物的轮作来保持土壤的主要养分。在有机农场，牲畜大部分都是在草地上健康自然地放养，而不是关在狭小的空间里，通过非天然的食物、药物和激素进行圈养。

　　因此，如果可能，尽量购买有机食品。购买蔬菜、水果和许多奶制品的最佳场所就是当地的农贸市场，最理想的状况就是，你了解所购买的食物来自哪个农场，这能让你与自己所吃的食物有更紧密的联系，让你清楚地知道这些食物来自健康安全的地方。

　　美国环境工作组(Environmental Working Group)是总部设在华盛顿的非营利组织，以下是他们列出的12种在传统种植方法下农药残余量最多的蔬菜和水果。如果你避免食用这些受污染的蔬菜水果，去购买有机食品，就可以大大降低摄入的农药量。

以下蔬菜和水果要买有机的：

苹果	葡萄(进口)	桃子
青椒	芥蓝菜	土豆
蓝莓	甘蓝	菠菜
芹菜	油桃(进口)	草莓

以下蔬菜水果农药残余量低，不吃有机的危害也不大：

芦笋	茄子	洋葱
鳄梨	葡萄柚	豌豆
白菜	香蜜瓜	菠萝
甜瓜	猕猴桃	甘薯
甜玉米	芒果	西瓜

4 食用十大蔬菜

　　如果你想让身体保持最佳状态，就多吃蔬菜——它们包含了身体健康长寿所需要的丰富营养。

　　下面列出了我认为对保持身体健康至关重要的十大蔬菜。如果你能经常吃这十种蔬菜，会得到极其丰富的重要营养成分。把这份清单贴在冰箱上、厨房碗柜上或者自己的桌子上作为提醒。这些蔬菜如果吃天然的和有机的效果最佳。同时，要勇于尝试不同颜色的食物。盘子里食物的颜色越丰富，摄入的营养也就可能越丰富。

1. 菠菜（Spinach）：这是营养最丰富的食物之一，含有大量的维生素和矿物质，包括铁、维生素 C、β 胡萝卜素以及钙和维生素 K，后者对钙的吸收至关重要。菠菜也被证明可以降低皮肤病、乳腺癌和胃癌的发病率，还可以降低血压。

2. **西兰花(Broccoli)**：这是一种具有抗癌能力的极佳食物。西兰花中有一种叫4-甲基亚磺酰丁基硫苷的复合物，它抵御引起胃溃疡的细菌的效果胜过抗生素！西兰花含有丰富的钙、维生素 C 和叶酸，还可以预防心脏病。

3. **甘薯（Sweet Potatoes）**：甘薯和马铃薯虽然都叫"薯"，但二者其实没有任何关系。甘薯的抗氧化特性有助于清理体内的自由基，而自由基能引起慢性病。甘薯还有消炎的特性，因此可以缓解哮喘和关节炎的症状。甘薯中的纤维、β-胡萝卜素、维生素 A、钾、铁和钙的含量非常高。有研究表明，吃甘薯可以将低密度脂蛋白减少 29%。每周吃两次甘薯有可能将你得心脏病的风险降低 86%。

4. **洋葱(Onions)**：洋葱具有抗病毒、消炎和抑菌的特性，具有很强的抗氧化能力，有利于胃健康并能强健骨骼。

5. **甘蓝(Kale)**：甘蓝每卡路里所含营养比大部分蔬菜都要多。甘蓝包含丰富的维生素和矿物质，如钙、铁和维生素 A、维生素 C 和维生素 K。研究发现甘蓝对预防乳腺癌、子宫癌和结肠癌非常有效，并有助于保持肺部健康。

6. **绿叶甘蓝(Collard Greens)**：一碗绿叶甘蓝的含钙量竟然与一杯牛奶的含钙量相当！它含有大量能够抵御癌症的植物性化学成分，还包含丰富的纤维、钾、维生素

A、维生素 C、维生素 E、维生素 K、β－胡萝卜素、镁和磷。

7. **胡萝卜(Carrots)**：胡萝卜中含有丰富的类胡萝卜素，这是植物中的一种抗氧化物。大量摄入类胡萝卜素可以降低各种癌症的发病率。胡萝卜可以改善视力，尤其是夜间视力，还可以调节血糖水平，对结肠的健康也至关重要。

8. **芦笋（Asparagus）**：芦笋含有丰富的纤维和维生素 B_6，还是一种特别适合孕妇的食物，因为它的叶酸含量高。芦笋中的钠含量很低，但含丰富的钾。

9. **大蒜(Garlic)**：大蒜是最古老的具有药物性能的蔬菜之一。它可以抗血小板凝聚，降低胆固醇，还能减少患胃癌和结肠癌的风险。它能够抵御普通感冒、降低血压，对控制体重也特别有效。它含有抗毒、抗寄生物、抗菌和稀释血液的特性。稀释血液的特性也使得它可以用来防止血液凝块，这可以降低心脏病和中风的风险。

10. **海洋蔬菜(Sea Vegetables)**：海洋蔬菜有很多种，包括海草、海苔、裙带菜、昆布、羊栖菜和海带，都含有丰富的矿物质、维生素和氨基酸。众所周知，它们中的碘、钙和铁的含量特别高。海草用于美容产品已经有很多年了，海洋蔬菜可以清除身体中的毒素，有利于防止毒素在身体内积聚，还有抗癌功能。实际上，日本人的乳腺癌发病率要比西方国家低，很多人认为这或许与日本人海洋蔬菜食用量大有关系。

5 食用十大水果

吃水果的益处多多。除了含有维生素和矿物质，许多水果还能起到天然通便的作用，有助消化。水果中的植物营养素（它们赋予了水果各种颜色）是强有力的抗氧化物质。抗氧化物质具有抗衰老的功效，也有助于防止癌症。我所挑选的这些都含有丰富的维生素和各种营养成分，你可以在不同季节将它们尽可能多地纳入你的食谱中。因为水果一般含糖量都比较高，如果你必须要平衡血糖含量，也许要少吃点水果，或者食用含有健康脂肪的水果，如鳄梨，以避免血糖含量过高。

1. 苹果（Apples）：苹果是很好的水果，热量低。苹果中几乎一半的维生素 C 都在表皮下面，所以你要连皮一起吃。苹果能预防胆固醇凝聚、动脉硬化和心脏病。苹果中的不溶纤维能够嵌入肠道，随后和水一起清洁消化道,促进食物快速通过消化系统。

2. **椰子(Coconuts):**椰子是最有益的食物之一。亚洲和太平洋岛上那些饮食中椰子油摄入量高的人很少患心脏病、肾病、癌症和其他退变性疾病,高血压在那些地方更是闻所未闻。椰子有利于新陈代谢和消化。它含有一种叫中链甘油三酯(MCT)的脂肪酸,非常容易代谢,而且大部分是用作能量而不是作为脂肪储存起来。椰子还有抗病毒和抗菌的功效,而且椰子油对头发和皮肤特别好。

3. **鳄梨(Avocados):**如果你想降低胆固醇,保护前列腺,鳄梨是很好的选择。鳄梨中的单链不饱和脂肪酸可以降低癌症和糖尿病的风险。鳄梨中丰富的抗氧化物质有利于眼睛和皮肤健康,鳄梨还是纤维和钾的重要来源。鳄梨中含有大量的叶酸、维生素 A、β-胡萝卜素和其他类胡萝卜素。

4. **蓝莓(Blueberries):**蓝莓是营养最丰富的莓,含有丰富的抗氧化物质。它还具有消炎功效,利于吸收维生素。蓝莓含有丰富的维生素、矿物质和纤维,还能防止过敏反应。

5. **香蕉(Bananas):**研究表明香蕉因为钾含量特别高,可以改善你的学习能力。香蕉可以预防血压升高,香蕉中的高纤维可以预防心血管疾病。香蕉中含有丰富的维生素 B_6、维生素 C、纤维和氨基酸,还可以保护肾脏。

6. **樱桃(Cherries)**：樱桃中富含能有效抗炎症、抗衰老和抗癌症的化合物。樱桃含有大量的褪黑激素，这是人脑部深处像松果般大小的"松果体"分泌的一种激素，能延缓衰老，缓解失眠和时差综合征。樱桃中还含有丰富的维生素、抗氧化物质和纤维。

7. **奇异果(Kiwis)**：奇异果含有丰富的抗氧化物质和植物营养素。实际上，在所有水果中，奇异果的营养浓度是最高的，其中维生素 C 的含量特别高。一个奇异果中维生素 C 的含量是一个橘子的两倍。奇异果钠含量很低，钾含量很高。许多研究表明，奇异果能防止细胞损伤，甚至能修复已经受损的细胞。奇异果对稀释血液也特别有效。

8. **木瓜(Papayas)**：木瓜对消化系统的健康特别有益，经常用于消化酶补剂中。木瓜含纤维和叶酸，有利于预防结肠癌和其他疾病。丰富的维生素和矿物质对皮肤和头发也很好。用在皮肤上时，木瓜有利于伤口愈合，缓解蚊虫叮咬引起的瘙痒。

9. **葡萄(Grapes)**：葡萄皮中含有白藜芦醇，研究人员认为这是最好的抗衰老物质之一，还能降低癌症和心血管疾病的危险，是非常好的抗氧化物质。虽然葡萄的糖分比较高，但维生素和矿物质确实也很高——不过吃的时候还是要适量。

10. **甜瓜(Cantaloupe)**：甜瓜的 90% 都是水分，热量很

低,是一种很好的水果点心。它富含维生素 C 和维生素 A。甜瓜还能改善免疫功能、防止感染、降低血压和减少患癌症的风险。

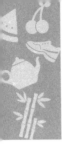

6 买最健康的鸡和鸡蛋

鸡蛋中的维生素含量丰富，也是蛋白质含量最高的食物之一，还含有所有九种最重要的氨基酸。不过，鸡蛋包装盒上的标签大不相同，真的很难搞清楚到底哪种鸡蛋合适，哪种不合适。下面罗列了一些鸡蛋的标签，以及它们的含义。（这些标签也可供你在买鸡时作为参考。）从营养的角度看，鸡生长的环境越自然，喂的食物越正常，其下的蛋营养价值就越高。

下面按照推荐购买的次序排列：

牧场喂养的（Pastured）：母鸡生活在天然环境中，如草地上，能接触到太阳、草和虫子，再给它们补充一些有机谷物和其他非化学食物。

素食喂养的（Vegetarian）：母鸡吃的食物都是植物。

有机喂养的（Organic）：这意味着下蛋的母鸡都是通过有机方式喂养的，不摄入任何化学物质。

散养的(Free-Range):理论上讲,散养的母鸡是可以到户外活动的。问题是有些养鸡户在用这个词时过于随意,他们把所有有机会去户外活动的鸡都叫散养的鸡,而不管这些户外区域有多小。

不用笼子养的(Cage Free):母鸡不是关在笼子里的,而是可以在鸡棚里随意走动。但是,它们的活动空间依然有限。为了减少麻烦,防止它们彼此之间互相啄架,它们的嘴巴往往会被去掉一部分。这种鸡下的蛋比传统笼子养的要好,不过还是没有上面几种类型的好。

传统笼子养的(Conventional):每只母鸡的活动范围不足半英尺,连展开翅膀的空间都不够。

"土鸡"、"纯天然"这样一些标签没有任何意义。这些标签上的说法是不规范的,任何人都可以使用,因此不要买这种鸡蛋。

从以上描述可以看出,如果你想买高质量的鸡蛋,第一步就是选择牧场喂养的鸡下的蛋,因为如果这些鸡在天然环境中喂养,它们身上的所有营养也会进入到它们下的蛋中,从而也就进入了你的身体。

正如我在上面所提到的,这些标签在买鸡时也适用。鸡是蛋白质的很好来源,包含许多重要的维生素和矿物质。但是因为传统工厂笼子喂养方式对鸡过于残忍,使鸡身上充满了毒素、抗生素、类固醇、化学药物和生长激素,我建议你不要吃这种鸡。如果能找到,最好买牧场有机喂养的鸡。

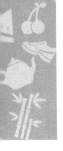

7 要吃来自牧场的牛肉

　　吃动物产品时,有一点非常重要,就是要了解动物的来源,以及它们是如何养大的,是不是受到虐待。如果你听说动物受到虐待,或者喂给它们吃的食物都是非天然的,那就要注意了,要知道这些状况会对肉的质量产生影响。超市的肉大部分都来自工厂化的养殖场:动物吃的都是非天然的食物,还会使用抗生素,受到虐待或持续不断的束缚。这些不良状况也会使它们的肉变得不健康。与之形成鲜明对比的是,来自牧场的牛肉要好得多。

　　为什么要吃来自牧场的牛肉,下面还有五个原因:

1. 草是牛的天然食物,不像工厂化养殖场,给牛喂的是转基因谷物或大豆。来自牧场的牛肉和有机牛肉也是不一样的。"有机"意味着牛是用有机谷物而不是草喂养的。

2. 牧场的农户会避免使用化学物质、激素或其他任何促使牛快速生长的东西。这样的牛在更健康、更宽松的环境成长,因此也不需要使用抗生素。如果你食用的牛肉来自传统的工厂化农场,那最终进入你身体的还有用在牛身上的各种化学物质、激素和抗生素。

3. 来自牧场的牛肉,其脂肪、胆固醇和热量都比工厂化农场里喂养谷物生长的牛身上的肉少。来自牧场的牛肉营养丰富:含有的 Ω–3 脂肪酸更多,这种脂肪酸能预防心脏病,含有的维生素 A、C、E 也更多,共轭亚油酸(CLA)的含量也更高,共轭亚油酸能减少身体内脂肪的聚集,还有抵御癌症的功效。

4. 牧场的农户会关注草和土壤的健康。他们知道如果草的品质好,以草为食物的动物的品质也会更高。

5. 牧场的牛处于自然环境中,因此产生的环境污染要少得多。工厂化农场会产生大量废物,这些废物往往被排入河流和小溪里,并最终进入农场动物的饮用水中。

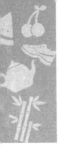

8 因为以下四个原因，要避免食用大豆

豆制品的制作方式很多，形状也各不相同，然后被错误地当作健康食物卖给我们。豆制品实际上并不利于健康。有四个原因说明应该避免食用：

1. 大豆包含植物雌激素，会干扰激素功能，研究还表明会增加患乳腺癌的潜在风险。

2. 大豆还会抑制甲状腺生成激素，会导致甲状腺肿，是一种会妨碍甲状腺获得足量碘的物质。如果你的甲状腺功能受到抑制，就会出现许多甲状腺机能减退的症状，如体重增加，容易感冒和疲劳。婴儿能否食用大豆粉与其自身的甲状腺疾病免疫功能有关。

3. 大豆含有一种叫肌醇六磷酸的酶抑制化合物，它会阻碍消化道对矿物质的吸收。

4. 大豆的胰蛋白酶抑制物也很丰富，这会干扰蛋白质的消化,会引起许多消化问题。

　　如果你一贯就吃大豆,请一定要少量食用,不过要只吃发酵后的,因为发酵可以让大豆中的营养容易溶解,身体也就更容易吸收大豆中的重要矿物质。发酵后的豆制品包括黄豆酱、天贝(印度豆豉)和酱油。

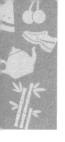

9 食用可持续的、安全的鱼

鱼是健康饮食的重要组成部分，是 Ω－3 脂肪酸和其他一些对身体至关重要的营养的最佳来源。但是，过度捕捞已经成为海洋生物的最大威胁，许多鱼类都濒临灭绝。我们每个人都可以通过购买可持续的、蕴藏量丰富的鱼类来抵制过度捕捞。说到吃鱼，还有一件事你要牢记在心，就是要避免食用污染物尤其是汞含量高的鱼。研究发现汞会影响大脑和神经系统的发育，这对孩子特别重要，想要怀孕或已经怀孕的女性要远离汞含量高的鱼，平时也要特别注意自己食用的鱼。

下面有一份列表，列出了可持续的、安全的鱼和被过度捕捞或会引起健康问题因而需要避免食用的鱼。这些信息来自美国自然资源保护委员会（NRDC）：

可以吃

北极红点鲑(Arctic Char)　鲻鱼(Mullet)

裸盖鱼(Sablefish)　　　大西洋鲭鱼(Atlantic Mackerel)

贝类(Mussels)　　　　沙丁鱼(Sardines)

澳洲肺鱼(Barramundi)　牡蛎(Oysters)

鱿鱼(Squid)　　　　　大比目鱼(太平洋)(Pacific Halibut)

青鳕(Pollock)　　　　海蜇(Jellyfish)

鲱鱼(Herring)　　　　虹鳟鱼(Rainbow Trout)

偶尔吃

(这些海鲜偶尔吃没问题,要看是从哪里捕捞的,是不是人工饲养的)

鲍鱼(Abalone)(只能吃人工饲养的)

鳕鱼(Cod)(只能是从太平洋捕捞的)

章鱼(Octopus)(避免吃进口的)

啮鱼(Snapper)(钓具捕捞,黄色鱼尾的)

凤尾鱼(Anchovy)(避免吃北大西洋和地中海的)

蟹(Crab)(避免吃俄罗斯的)

岩鱼(Rockfish)

条纹鲈鱼(Striped Bass)(只能吃大西洋野生的)

黑线鳕(Haddock)(不要吃用拖网捕捞的)

大马哈鱼(Salmon)(只能吃阿拉斯加野生的)

鲶鱼(Catfish)(不要吃亚洲人工饲养的)

龙虾(Lobster)(只能吃大西洋的)

鲯鳅(Mahi Mahi)(只能吃钓上来的)

剑鱼(Swordfish)(当心含汞)

罗非鱼(Tilapia)(只能吃美国国内的)

马林鱼(Marlin)(不要吃大西洋的)

扇贝(Scallops)(只能吃美国人工养的,不要吃大西洋的大扇贝)

蛤蜊(Clams)(只能吃人工养的,不要吃罐装的、北极的以及大西洋海滩的)

虾(Shrimp)(不要吃外国人工养的,拖网捕捞的,以及虎虾)

不能吃

大西洋鳕鱼(Atlantic Cod)

鲨鱼(Shark)

石斑鱼(Growper)

大西洋鳎目鱼(Atlantic Sole)

方头鱼(Tilefish)

香橙鱼(Orange Roughy)

狗鲨(Dogfish)

大西洋大比目鱼(Atlantic Halibut)

鳐鱼(Skate)

扁鲨(Monk fish)

智利海鲈鱼(Chilean Sea Bass)

金枪鱼(Tuna),包括托罗鱼(Toro)

10 通过简单而又独特的方式保持理想的体重

保持理想的体重并不是什么困难或者复杂的事情。下面有三条不同寻常的建议,可以帮助你让体重达到理想状态:

1. **在冰箱上放一面镜子**。这会让你每次打开冰箱时都瞄一眼自己,会让你意识到,自己无意中已经形成了一个习惯,即便肚子不饿,一天也会打开冰箱许多次。这面镜子会让你恍然大悟,并在原因(压力、无聊等)和反应(无意识中打开冰箱拿吃的)之间留出一秒钟的间隙让你做出新的、更健康的决定。

2. **饭前三思**。在你把食物放进嘴巴之前,抽一点时间做这个练习:想象一下在接下来几个小时,随着饭或零食在肚子里消化,身体会有什么感受。比如,如果你吃的是健康的蔬菜和低脂蛋白或复合性碳水化合物,很可能接下来几个小时你会觉得精力充沛,在吃下一顿饭或健康零食前都不会觉得饿。不过如果你装进肚子的都是空热量食物,如薯条、饼干或大量的面包,接下来几个小时你会觉得浑身乏力、疲惫不堪,过不了多久可能又会觉得饿了。记住,食物是燃料。你吃东西是为了活着,而活着并不是为了吃东西。这意味着你要注意身体的长期感受,而不是只关注能带来短暂满足感的东西,比如垃圾食品。

3. **逐渐停止食用不健康食物**。不要想在一夜之间放弃所有自己最喜爱的食物,要循序渐进。先把你喜欢吃的垃圾食品列个清单。比如说,你喜欢吃巧克力、薯片、炸薯条、面包和冰激凌。每次从清单中删除一种,用至少两周的时间改掉这个习惯。比如,假设你打算先戒掉巧克力,那么找一种健康食物替代它,如新鲜水果。坚持两个星期后,你会发现自己对巧克力的欲望消失了。只有在这时,你才能着手戒掉下一种不健康食品。这样,你通过循序渐进的方式改变自己的生活方式,一次戒掉一种不健康食物,同时养成新的健康习惯,这样你就不会感觉被剥夺了什么。关键是要有耐心和恒心,不知不觉中你的体重就降下来了。

11 消除欲望

欲望是健康杀手。大部分人对不健康的食物,如甜的或咸的零食,都充满欲望,这些东西会让健康饮食和控制体重的努力功亏一篑。令人欣喜的是,欲望也是可以消除的,下面我来告诉你怎么做。

关键是要找出什么东西会触发你的食欲。我们都会遇到这样一些零食,一旦你开始食用,就会让你进入无意识状态,一发不可收拾,等你意识到时已经晚了,因为你已经将整个巧克力蛋糕,或整包饼干或整袋薯片一扫而光了。你要确定哪些食物容易引起你的食欲,然后尽可能避免食用它们。

下面有四个帮你对付食欲的方法:

1. 不要把容易引起你食欲的不健康食物放在家中,这样你就不容易接触到。想吃垃圾食品的时候,用一种相似的、更健康的食物取而代之。有趣的是,如果你摄入一些蛋白质,你对甜食的欲望就会逐渐减退。如果你真的喜欢甜食,就在家中备些水果,下次想吃甜食时就用水果取代。

2. 如果你在房间或厨房里走来走去,想吃你自己都知道不应该吃的食物,不妨做个变动。去散个步,哪怕就在小区附近走走,或者出去锻炼身体。这样的变动可以改变你的状态,消除你的食欲。

3. 如果你因为情绪低落或沮丧而想寻找安慰食物,可以考虑通过其他方式来改善情绪。去跟自己的伴侣、朋友或家人沟通,这会有助于你摆脱那些不良情绪,人际交流比巧克力蛋糕更能改善情绪。

4. 尝试含一片味道浓烈的薄荷糖,因为薄荷能帮助你降低食欲。

12 多吃生食

多吃生食就要多吃些没加工的、未烹饪的食物,最好是有机的。研究表明食用生食对健康大有裨益。

我们的身体中有成千上万种不同类型的酶,它们各司其职。没有酶我们就无法呼吸、移动或消化食物,也看不见东西。是酶让我们得以存活:它们是每个细胞的组成成分,身体每个器官的组织中都有。酶是由我们自己的身体产生的,但生食中含有大量的天然酶可以帮助我们消化。因为酶对热非常敏感,烹饪后大部分都会消失,因此生的水果和蔬菜要比煮熟的更加有营养,也更容易吸收。对于准备生食的食物,加热时的温度不能超过47摄氏度。

下面还有几个原因,可以用来解释为什么你或许会想以生食为主:

1. 生食可以减肥。

2. 生食利于治愈许多疾病。

3. 生食中的消化酶有助消化。

4. 生食中的细菌和其他微生物可以让益生菌积聚在消化道中，从而改善免疫和消化系统。

5. 生食比烹饪后的食物有更高的营养价值。

6. 生食中抗氧化物含量高，能延缓衰老。

7. 生食可以防止毒素在身体中积聚，这些毒素往往会导致慢性病和其他问题。

完全吃生的食物不是每个人都适合的。一般认为孩子、孕妇和哺乳中的女性不适合，患贫血或有患骨质疏松症风险的人也不建议食用。如果你想以生食作为主要饮食，要确保能获得足够的钙、铁、维生素 B_{12} 和蛋白质。

即便你不想完全食用生食，也可以通过少吃加工过的食物，多吃些生的食物，比如生的水果、蔬菜和果仁来从中受益。尝试下，看看自己的身体感觉如何！

13 碱化身体，预防疾病

　　你或许还记得在学校的科学课堂上学的酸碱物质的概念，PH值范围为1～14,7属于中性,7.1～14属于碱性,0～6.9属于酸性。血液的PH值自然是偏碱性的,介于7.35～7.45之间。

　　我们所吃的不同食物在体内能产生更多的酸或碱。保健医生认为,偏碱性的饮食会对身体的PH值产生积极的影响,并能预防疾病,延缓衰老。酸性太高的食物会给身体造成巨大的压力,因为身体自然会竭尽全力维持血液PH值的正常。身体付出的额外努力会耗尽其碱性矿物质,如钠、钾、镁和钙,这会让身体更容易生病。如果你想确定自己的PH值,可以去药店买PH试纸,然后测试自己的唾液或尿液。

　　食物的酸碱值是由食物在消化后如何被吸收来确定的。比如,你可能认为柠檬是酸性的,但实际上经过消化吸收的过程,它在人体中会形成碱性物质。

形成碱性物质的食物包括大部分水果、绿色蔬菜、豌豆、豆子、扁豆、香料、香草和调味品,以及种子和果仁。酸性食物包括肉、鱼、禽肉、鸡蛋、谷物、豆荚、糖、咖啡、茶、酒精和加工过的食物(在压力过大、毒素过多以及缺少锻炼时也会产生酸性物质)。

大量摄入能形成碱性物质的食物,如新鲜水果和蔬菜,可以平衡蛋白质和其他酸性食物的摄入,这对保持身体健康、远离疾病至关重要。

蔬菜、水果、含谷物、蚕豆等各种豆子,以及健康的食用油,如橄榄油、亚麻籽油等碱性食物可以让身体 PH 值保持略偏碱性,以保持身体健康有效地运转。目标是要吃至少 60％ 的碱性食物,最多 40％ 的酸性食物。如果病了,就要将饮食调整为 80％ 碱性、20％ 酸性来帮助康复。

14 服用消化酶

不只是你所吃的食物,你的身体能否合理有效地消化这些食物也会对你能否保持最佳体重造成重大影响。口腔、胃和小肠中产生的消化酶会将食物营养分解成更简单的形式,以便身体可以将食物转变成能量,而不是作为脂肪储存起来。

酶对身体健康至关重要,因此身体中的酶越多,就越有能量,人也就越健康。越年轻,越健康,身体中分泌的酶也就越多。

生食中含有能帮助消化的酶(见第 12 条),而烹饪会消灭酶,食物因此变得不容易消化。如果你的饮食中熟食很多,品种丰富,你就要在饭前额外服用一些酶,因为这样可以减少你自身酶的压力,帮助消化。另外,蛋白质和碳水化合物需要不同的酶来消化,所以你可以试着分餐食用。这也有助于你保持体重稳定。

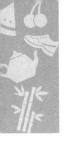

15 避免食品添加剂

食品添加剂被用来改善食物的味道和颜色已经有几个世纪了。不过，添加剂不会给食物增加任何营养价值，而且许多添加剂是不健康的。这里列出了一些需要避免食用的添加剂。

1. **谷氨酸钠（MSG/E621，俗称味精）**：味精被用来增加食物的鲜味。其负面影响包括抑郁、头痛、身体乏力和肥胖，因为它会让你大脑中记录你已吃饱的部分停止作业，从而导致肥胖。加工过的食品往往都有味精，如冷藏食品、午餐肉、饼干和薯片等。

2. **天冬酰苯丙氨酸甲酯（E951，俗称甜味素）**：这种人工甜味剂的品牌有纽特拉代糖（Neutrasweet）和怡口代糖（Equal）。标有"保健食品"或"无糖"的食物中通常都含有。甜味素被认为是一种神经毒素和致癌物，会导致各种疾病,如头晕目眩、头疼和精神紊乱。

3. **高果糖谷物糖浆**:这是一种高度浓缩的人工甜味剂,常用于加工食物、面包、糖果、苏打和许多其他产品。在美国,这是热量的首要来源,如果摄入过多,除了会导致体重增加,还会导致胆固醇水平上升,患糖尿病的风险增大。

4. **普通色素**:避免食用含有人工色素如柠檬黄(E102)和日落黄(E110)的食物,这些色素往往会出现在美国奶酪、糖果、苏打和运动饮料中。红色素♯3(E124)因为被认为会导致儿童的行为问题以及智商的降低,已经从 1990 年起禁止在食物和化妆品中使用。然而,这种色素依然在市场上流通,会一直持续到存货卖完为止。它经常用于酒浸樱桃、糖果、烘培食物和冰激凌中。

5. **硝酸钠/亚硝酸钠(E250)**:硝酸钠是一种防腐剂,通常用于加工的肉中。这种化学物质可以强化肉的颜色,使肉看上去新鲜的时间更长。美国农业部在 20 世纪 70 年代后期想将其禁止,但遭到肉类行业的反对,他们抗议没有其他办法给包装的肉制品防腐。

6. **二氧化硫(E220)**:这种防腐剂常用于维生素、矿物质、酶和脂肪酸。美国食品和药物管理局已经禁止在水果和蔬菜中使用它。二氧化硫导致的不良反应包括支气管问题、低血压,不推荐儿童使用。

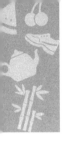

16 保持结肠舒适

结肠是消化道的重要组成部分。其主要功能就是帮助吸收水分和矿物质，并帮助清理体内垃圾。它里面的细菌可以帮助消化，促进重要养分以保持 pH 平衡，防止有害细菌的增加。如果想要保持健康和年轻，让结肠处于良好工作状态至关重要！下面 5 种简单的做法可以让你拥有健康的结肠：

1. 每天起床先喝一杯温水或药草茶来清洗身体，然后再吃早餐将身体唤醒。

2. 许多人对一些普通食物如奶制品、小麦和鸡蛋过敏，但自己却不知道。了解哪些食物会让你消化不良、气滞或腹泻。你所要做的是反复试验。比如，如果你担心自己对麦麸或小麦过敏，可以吃一些全麦面包或意大利面，看看是不是会消化不良或有其他不良反应。如果你发现这些普通的食物会让你不适,那就避免食用或尽量减少食用。额外的收获是你可能还能让体重下降几磅!

3. 多吃谷物、荞麦食品、豆类、坚果、种子、水果和蔬菜,避免食用加工食品、糖精或任何非天然或人工食物。地球给你提供了保持身体健康和获取能量所需要的一切。但"伪造"的食物非但不能给你提供能量,反而会消耗你的能量。而且,这些"伪造"的食物很难消化。

4. 尽量避免从同一顿饭中同时摄入蛋白质(如鱼、肉、蛋)和碳水化合物(如面包、土豆和面食)。你的胃要用不同的消化酶分解碳水化合物和蛋白质,一餐中的食物种类少一些有利于消化,也会让你有更多的能量。

5. 如果你知道自己即将要享受一顿含蛋白质和碳水化合物的混合大餐,不妨服用一些消化酶来帮助消化。

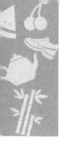

17 选择对身体有益的甜味剂

你会惊讶地发现自己每天不知不觉中摄入了大量的糖。这是因为糖并非只存在于糖果中,还存在于微波食品、调味品和大部分包装食物中。因此,许多人在不知不觉中就会对糖上瘾。这是个问题,因为糖不仅会作为脂肪储存起来,还会抑制我们的免疫系统。因此,生病了并想要迅速康复,就要尽量远离糖。

如果你不想放弃对甜味的偏爱,有一些更健康的选择可以取代有毒的人工甜味剂。下面这些可供你选择(记住摄入任何一种糖都要适度):

甜叶菊(Stevia):它不含热量,天然代糖,是放在茶和咖啡中的糖的绝佳替代品。甜叶菊是一种甜味的草本植物,在保健食品店能找到,如果你想让体重下降,这是很不错的选择。

生蜂蜜(Raw Honey):生蜂蜜包含许多抗氧化物,可以美容，也利于消化。不过它的升糖指数很高，如果你有糖尿病或准备减肥，那就不是很适合了。

龙舌兰糖浆（Agave Syrup）：龙舌兰糖浆浓度和蜂蜜差不多，味道比糖还要甜。龙舌兰糖浆已经证明对健康有很多益处，包括增强免疫系统和帮助身体吸收许多营养成分。

椰枣糖（Date Sugar）：这是从干枣中提取出来的，包含很多有益的矿物质。椰枣糖是糖的天然替代品，不过对糖尿病患者来说不是很理想。

木糖醇（Xylitol）：这是一种天然的糖醇，常见于水果和蔬菜中。可以用来替代糖，但热量要低得多。木糖醇的升糖指数比较低，所以有糖尿病的人可以用作糖的替代品安全食用。在口香糖、糖果、保健品（如糖锭）、咳嗽糖浆、维生素和牙膏中都能找到它。

脱水后的蔗糖（Evaporated Cane Juice）：虽然脱水后的蔗糖来自甘蔗，但和白糖不一样，脱水蔗糖只是将甘蔗中的水分去除了，其维生素和矿物质依然保留着。非常适合用于健康烘焙食品！

水果糖浆（Fruit Spreads）：这些浓缩的果汁糖酱是果酱的绝佳替代品。水果糖浆包含天然的、未提炼的果糖。不过，在购买时要再三查看标签，确保糖浆没有加过糖。

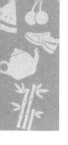

18 补充维生素 D$_3$

需要补充什么维生素和矿物质要看你的饮食习惯以及你缺乏哪些元素。但是,不管你的饮食习惯如何,如果你生活的地方不能一年到头都能晒到太阳,或者你大部分时间都在室内工作,那么有一种维生素特别重要:维生素 D$_3$。

虽然名字叫维生素 D$_3$,实际上这不是一种维生素,而是一种激素。研究表明,维生素 D$_3$ 比我们想象的更为重要。

研究表明,容易情绪低落的人其维生素 D$_3$ 水平比较低,而且缺少维生素 D$_3$ 会增加患严重疾病包括癌症的可能性。不幸的是,大部分人都缺少这种重要的激素。

下面有三种方法可以让你获得天然的(非人工合成的)维生素 D$_3$:

1. **确保自己能晒到足够的阳光**。理想的情况是一天之内能让自己身体 40％的部位,在不使用防晒霜的情况下让阳光照晒 15～20 分钟。这要看你生活在什么地方,有的人也许不可能一年到头都做到。当然,你要注意防止得皮肤癌,但是如果你完全避免阳光照射,你就无法获得阳光中的这种重要营养了。你不想过多暴露在阳光下,但是你的身体需要,尝试找到一个平衡。

2. **服用维生素 D_3 补充剂**。许多科学家和专家建议每天服用维生素 D_3 补充剂。不过还是要看你的年龄和目前的维生素 D_3 水平,也许你想每天补充 1 000～4 000 个国际单位的维生素 D_3。咨询下专业人士,看看你需要补充的剂量。要想知道最好买哪种补剂,可以参考第 19 条和 20 条建议。

3. **吃富含维生素 D_3 的食物**。虽然大部分食物都不富含维生素 D_3,但也有些例外,如野生三文鱼、金枪鱼、沙丁鱼等脂质鱼,蘑菇和鸡蛋。

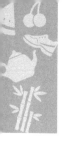

19 服用正确的营养补充剂

如果你想服用营养补充剂，了解清楚自己该服用哪一种很重要。并非所有的补充剂质量都一样，市场上许多维生素补充剂是人工合成的，是从化工产品中提炼出来的，其效果根本无法和源自天然的相比。问题是，人工维生素中的化合物在大自然中并不存在，人的身体很难识别，因此也就无法从中受益。此外，你在从食物中获得营养的同时，也从同一食物中获得了大量维生素和矿物质，食物中维生素和矿物质的混合也会使营养在身体中被合理吸收。换句话说，每种食物中的维生素和矿物质通力合作，互相促进营养的吸收。因此，分离后的维生素，除非能够有效组合，否则不能对身体产生益处，甚至会被视作毒素。

水溶性的维生素很容易就会排出体外。但是脂溶性的维生素，如维生素 A、D、E 和 K 会在体内聚集，并储藏在体内的脂肪组织、脂肪沉淀和肝脏中,从而使得人工合成的脂溶性维生素潜在毒性更大。因此,要尽可能避免人工合成的这些维生素品种。这些人工合成的维生素中有许多有毒成分,包括硬脂酸镁,"天然"增味剂和苯甲酸钠。苯甲酸钠是一种防腐剂,可以将产品中的所有微生物杀死,因此放几个星期甚至几个月也不会坏,被认为是一种致癌物。硬脂酸镁会抑制免疫系统,"天然"增味剂含有谷氨酸钠(MSG)。

下面有一些建议可以让你从维生素中得到最大的益处:

- 去购买维生素补充剂时,寻找那些有机的以及百分之百从食物中提炼出来的。加工过程中没有用高温、化学或粗糙的提炼方法,因此更容易被身体消化吸收。

- 选择粉末状、天然油状或浓缩液状的维生素或矿物质,因为这样的形式身体更容易吸收。

- 最重要的是,确保自己所吃的食物是天然的、有机的,种类丰富、营养平衡,因为这是身体获得大部分维生素和矿物质最好、最健康的方式。

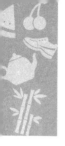

20

摄取这些维生素和矿物质

理想的状况是,我们能从食物和环境中获取所有重要的维生素和矿物质。但是,根据你的饮食情况,你可能还需要补充一些维生素和矿物质。下面这些内容是你在服用补充剂时需要了解的。

维生素

维生素对身体健康至关重要。因为身体本身不会产生维生素,你要保证能从食物中摄取。如果你的饮食是健康平衡的,即以蔬菜水果为主,最好还是有机的,那么你就可以获得身体所需的大部分维生素和矿物质。但是,如果你大量食用加工食品,传统方法种植的水果蔬菜和传统方法养殖的动物,你或许需要在日常生活中服用一些源自食物的维生素。

维生素有两种类型:

- 脂溶性维生素:脂溶性维生素储藏在身体的脂肪组织和肝脏中,供身体需要时使用,包括维生素A、D、E、K。
- 水溶性维生素:水溶性维生素在血液中流通,身体不需要时从尿液排出,包括复合维生素B、维生素C和叶酸。

说到营养,最重要的是听从身体的召唤。如果你很渴望某一特定食物,或许是因为你的身体需要那种特定食物中的维生素或矿物质。如果你决定服用补充剂,要注意一般要2~4个月后才能见到效果。

下面列出了一些常见的维生素,以及每种维生素的来源和对身体的益处:

维生素A:如果皮肤有问题、容易感染、黑暗中眼睛很难看清或看颜色时想看得更清晰些,那么你可以提高维生素A的摄入量。其天然来源包括鸡蛋、鱼、肝油、肝、橘桔类水果,罗马甜瓜、胡萝卜、甘薯等蔬菜以及甘蓝、芥蓝菜和菠菜等深绿叶蔬菜。

维生素D:提高维生素D的摄入量可以让你更好地吸收钙以强化骨骼。维生素D已被证明可以缓解抑郁症,被用于许多重大疾病的预防性药物中,如果你骨骼疼痛或肌肉无力,也推荐你服用。关于维生素D_3可以参见第18条建议。其天然来源包括鸡蛋、含油多的鱼类和一些营养强化奶。

维生素E:提高维生素E的摄入量可以改善血液循

环,防止肺部因空气污染而受损,还能维护身体的组织。其天然来源包括绿叶蔬菜、坚果、种子、蛋黄、沙丁鱼、麦芽和全谷物。

维生素 K: 如果你有血液凝固问题,可以增加维生素K的摄入量。其天然来源包括绿叶蔬菜、西兰花、牛奶、酸奶、奶酪、鸡蛋和肉类。

维生素 C: 如果你的牙龈有问题、流鼻血、想要让肌肉处于良好状态或当你受伤或感染时,可以增加维生素C的摄入量。维生素C的天然来源包括草莓、西红柿、西兰花、番石榴、芒果、卷心菜、猕猴桃、红辣椒、柑橘类水果、哈密瓜、西瓜和木瓜。

维生素 B: 维生素B包括 B_1、B_2、B_6、B_{12}、烟酸、叶酸、生物素和泛酸。如果你要增加能量和增强免疫系统,摄入维生素B会很有帮助。维生素B通常用于低红色血细胞数(贫血)或缺铁的病人。维生素B的食物天然来源包括肉类、家禽、牛奶、酸奶、绿叶蔬菜、豆类、肝脏、坚果、小麦、燕麦和鱼。

叶酸: 如果您有贫血问题或准备怀孕,您可能需要服用叶酸。比较好的天然来源包括菠菜、绿色豆类、花椰菜和布鲁塞尔豆芽、全谷物面包、谷物、豆芽和西兰花。

矿物质

矿物质对身体的正常运行至关重要。它们利于强化骨骼、保护大脑、传输神经冲动以产生激素,保持心脏健康。

矿物质分为两类:

- 宏量元素:你的身体需要大量宏量矿物质,包括钙、铁和锌。

- 微量元素:你的身体需要微量矿物质,但比宏量矿物质的量小,微量矿物质包括碘、铬和硒。

下面列出了一些重要矿物质及其益处和天然来源:

钙:服用钙片可以强健骨骼和牙齿,并能支持你的神经系统。良好的天然来源包括牛奶和乳制品,绿叶蔬菜、果汁和谷物。

铁:如果你有贫血问题,即你的血红细胞数量少,那么你要服用铁剂。良好的天然来源包括肉、蛋、肝脏、干果(如葡萄干)、鱼和绿叶蔬菜(如花椰菜和豆类)。许多铁剂会引起便秘,因此要找不会引起便秘的。

锌:锌真的可以增强免疫功能,所以如果你容易患感冒和流感,可以补充些锌。锌也可以提高生育能力,对细胞生长至关重要,并有助于伤口愈合。锌的天然来源包括牛奶、鸡蛋、肉类、绿叶蔬菜(如西兰花)、全谷物和烤马铃薯皮。

碘:如果你的甲状腺有问题,你可能缺碘。碘能帮助代谢过剩脂肪。碘的天然来源有牛奶、鱼、加碘盐、大蒜、蘑菇和芦笋。

铬:铬有助于维持血糖的正常水平。每 10 个美国人中就有一个人缺乏这种矿物质。铬的天然来源包括肉类、坚果、全谷物、玉米油和丁香。

硒：是一种抗氧化剂，与维生素 E 一起产生作用。存在于巴西坚果、啤酒酵母、西兰花、奶制品、肉类、谷物和海鲜中。

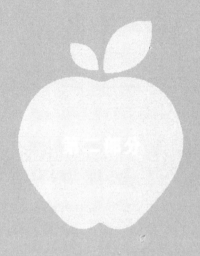

健康的心理

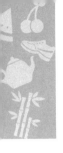

21 从内到外看起来更年轻

有很多种化妆方法能让你从外表看起来更年轻。但是，下面这些由内及外的抗衰老方案更为有效、持久和深入。

1. **关注人们身上积极的一面。** 考虑到每天面临着因误解和沟通不畅等带来的压力，我们很容易变得失望沮丧。不要老想负面的事情（如开车在高速公路上被拦下了），要尽量想积极的事情（如超市有位女士让你先结账了）。你越是充满爱意和宽容，你的脸就会显得越放松和坦率。

2. **现在就行动！** 尽快释放任何积累起来的愤怒和挫败感。维持这种让你绷得紧紧的情绪不仅对身体不好，无疑也会让身体更容易衰老！愤怒这种情绪十分强烈，唯一的方法就是通过物理疗法加以释放。你可以通过按摩、塑身、严格的锻炼或参加一个愤怒研习班来把愤怒这种强烈的情绪从细胞中释放出去。一旦愤怒释放出去后,你会注意到你的脸部特征变柔和了,你看起来也更年轻了。

3. **关注你所拥有的**。"缺乏"背后的想法和能量——无论是一辆新车,一套更大的房子,一份待遇更好的工作或其他任何东西——会让人非常沮丧。这种渴求和欲望毫无疑问也会在你脸上表现出来。我把这个叫做"等我拥有了或做到了,我就幸福了"综合征。拥有目标和梦想是非常好的事情,但同时,如果你想看起来更年轻些,每天都要感激你已经拥有的美好事物。

4. **记住你不是一个人在战斗**。无论你的宗教或精神信仰是什么,提高精神修养总会让你受益匪浅,要明白自己和周围的人息息相关,受到一种更高精神意识的指引。这种更高层次的联系能帮你意识到自己来到地球上的使命,以及你如何让世界有所改变。了解自己会对他人生活起到的作用自然会让你的生命有意义,也会让你显得更年轻。

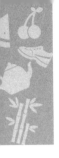

22 停止三种消耗能量的坏习惯

我们在日常生活中做的许多事情消耗了大量不必要的能量，耗尽了我们体内的资源。如果你有以下这些耗费精力的习惯，现在就应该停止：

习惯1：跟自己过不去。对自己高要求是一回事，但不切实际的要求是另一回事。你或许觉得自己要用很多时间为很多人做很多事情，让自己背上了所有的责任和义务。一旦自己没有将每件事做好（实际上也没有人能做到），你会发现自己会跟自己过不去，而不是原谅自己的能力有限。如果你能放松心情，放弃对完美的追求，就能保存精力让身体变得更健康，收获也更多。

习惯2：拥抱"魔鬼"。有时候你可能会羡慕嫉妒恨。那又怎样？举起你的手，大胆承认吧。这些情绪来了又去，并非你的本性。有些东西还是要自我接受，承认自己不是任何时候都完美——你也会有负面情绪。此外，把这些东西埋藏在心底,假装它们不存在,会让你筋疲力尽。相反,要搞清楚为什么会有这种负面情绪,并解决那些根本性的原因。比如,你嫉妒某人拥有你此刻还没能拥有的东西(或许是金钱或爱情),之所以嫉妒或许是因为你害怕自己没有机会拥有这些东西,如果从这个角度看,显而易见,客观地说,你还是会有很多机会的。比如,赚钱的机会多得很,爱情就更不用说了,你没必要嫉妒。通过这样的方式看待自己的负面情绪,你会发现害怕通常是嫉妒的根源!

习惯3:停止对他人评头论足,吹毛求疵。日常生活中,有人喜欢卷入最新的八卦,对别人评头论足。你千万别参与!相反,你不要去说任何人的坏话。这有助于改善你的能量,让你感觉自己更阳光,也会更受周围人欢迎。记住,一旦你说了别人的坏话,让人觉得差劲的人不是被你说的那个,而是你自己。

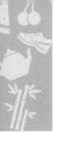

23 为了健康，学会倾诉

如果你成长在一个不习惯谈论情感，不习惯产生争议的家庭，你会很容易将自己的情绪埋在心底。将感情和情绪憋在心里最容易导致烦恼和伤害，关系因此破裂，战争由此爆发。但是，如果学会交流，两个心理正常的人总是可以达成一致的。下面这些原因告诉你，应该将自己的情绪表达出来，而不是憋在心里：

1. **会让你看起来更年轻**。你会在头脑里幻想和别人的对话吗？如果会，那说明你有话要说，你需要说出来。坏消息？过多地在内心进行消极的对话，会在脸上产生一条条深深的皱纹，使你看起来比实际年龄要老！所以，还是鼓起勇气，把需要说的都说出来，你或许会发现自己看起来更年轻了，因为皱纹渐渐消失了。

2. **对身体的负面影响会更少**。在生气的时候，你可能会咬牙切齿;在有压力的时候,你可能会弓着背,好像整个世界的重量都压在了你身上一样。无论你做什么,这些压抑的情绪都会进入你的体内,对身体造成负面的影响。如果长时间不表达出来,真的会造成伤害,并最终导致长期的疾病和疼痛。一旦你将自己的想法和情感倾诉出来,你会发现疼痛伴随着压力一起消散了。

3. **你不会再庸人自扰**。想法不表达出来,往往会导致将一件小事不必要地放大。如果你将一件事或一段话在心中默想了无数次,就有可能发生扭曲,就像在传话游戏中一样,信息会变形,结果某个人的所作所为其实和你所想的完全不一样。及时沟通,避免把一件小事变成压力重重,既不健康又让人身心疲惫的游戏。

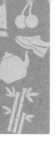

24 聆听舒缓的音乐缓解压力

听音乐会对身体产生很大的影响。快节奏的音乐更容易让你兴奋,心跳加速,血压升高。节奏缓慢的、偏向器乐的音乐有利于消解压力,让心跳放慢,血压降低,调整压力激素并改善心情。

这里有几条关于音乐的建议:

1. 要知道,商店和超市播放节奏明快的音乐是为了让你兴奋,吸引你购物。

2. 在劳累一天后,如果你想放松,可以播放些柔和的古典音乐。

3. 如果你要动手术,在手术前后放些轻松的音乐有利于伤口愈合。

4. 如果你睡觉容易醒,可以开着空调或电扇睡。白噪音可以帮你排除周围的噪音,如鼾声、车声或邻居家的噪音等干扰,利于睡眠。

5. 如果你入睡有问题,试着听听古典音乐或自然的声音,如流水声、波浪声或雨滴声,或者你最喜欢的古典音乐,如莫扎特、巴赫或贝多芬的作品。

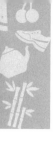

25 欣然接受自己的年龄

每个人在其人生中都会遇到这样一刻,即第一次感觉自己老了。或许是在你达到某一重要年龄时,也可能是在你生了孩子、或照镜子时注意到了自己脸上的皱纹。不过不要老是去想负面的,我们应该承认,注意到时间的流逝能帮助我们接受健康的新习惯。

1. **认可健康的友谊**:变老让你意识到自己宝贵的时间是有限的。因此,你要想,你愿意和谁待在一起的时间多点呢?你会想和某些家庭成员相处更多点吗?你想让目前的友情发展到一个新的阶段吗?在和不同朋友相处后看看自己的精神状态。如果让你觉得精神萎靡,可能他不是健康的交往对象,如果让你觉得精力旺盛,那说明这是积极健康的友谊,你会真的想让他或她继续出现在你的生活中。

2. **留下积极的遗产**：年纪越来越大会让你有一种紧迫感，让你陷入深深的思考，自己来到地球上的意义是什么，你想留下些什么积极的遗产。并非每个人都有机会影响成千上万人的生活，就像人们心目中的精神领袖、总统、名人或摇滚巨星一样。但是如果能影响周围人如家人、朋友和社区居民的生活，那也是充满力量的，甚至更有意义。如果你对某个人的生活造成影响，给予他或教会他什么东西，他无疑会将其传给和他接触的人，其他人又会传给别人。因此你的影响力就像波浪一样，向各个方向蔓延，不知不觉中影响到成百上千的人。许多人都会等到年纪更大、时间和经济更宽裕的时候做慈善，但当前你也可以留下自己的痕迹。人生的每一天都是我们应该珍惜的礼物，不要退缩，免得日后后悔。

3. **抛弃怨恨**：年纪变大会让你更加珍惜生活中的每一刻。没有时间可以浪费在和人争吵上了。如果有不同意见，走健康路线：放下自我，快刀斩乱麻。为家庭、朋友和同事更多地付出，尤其是在他们最没有想到的时候。在和新朋友接触的时候，要想想能为他们做什么，如何帮助他们，而不是想他们能为你做什么。付出总有回报，这种正能量绕了一圈后会回到你身上，让你们的关系更好、更健康、更快乐。

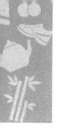

26 关注身体的反应

你注意到了没有？在你烦躁或紧张的时候，你更容易产生身体上的疼痛或出现事故，疾病和事故的出现有时候就是因为改变或压力，比如搬了新家、结婚或换了一份新工作。这种不确定和害怕会让你失去平衡，并容易受到细菌或病毒的侵入。同时，患感冒或其他疾病也让你有时间休息并适应变化，还能让你客观地看待健康和爱情的重要性。

同样，如果你身体受伤，或许和你目前经历的情绪有更深的联系。身体不同部位受伤具有不同的含义：

背部：你的背代表你的支持系统。如果你总是保持某种情感或不去处理它，你可能会背疼。如果你背疼，问问自己有没有得到周围人的支持。如果你背疼已经有很长一段时间，你或许要回顾下过去，是什么时候开始疼的，当时是否觉得缺乏支持。把过去的问题找出来或许真的能帮助你的背康复,并能释放一些阻塞的能量。

手臂:你的手臂能表达你最内在的感受。想想你用手臂做的事情:抓握、拥抱、推挤、双臂抱胸、伸手。肩膀、肘、手腕或手受伤通常表明你遇到情感冲突,无法帮助他人。

脖子:你的脖子能让你观看周围的环境。如果脖子僵化,那会限制你的动作和视野。脖子僵化可能说明你的视野在变小,不想朝前或朝后看。如果你脖子伤了,你或许要问问自己:有没有什么东西是我不想看到的?

腿:如果你的腿受伤了,不管是大腿、膝盖、脚踝、脚还是脚趾,往往是你要去的方向有冲突,或者害怕前进。你也许会注意到,比如你扭伤脚踝的时候往往也是一件事情要结束或要重新开始的时候,也正是你害怕的时候。如果你对未来的方向有怀疑或抵制,腿的问题就会来困扰和妨碍你。

胃:胃不仅消化食物,还消化你的现实。如果你的现实生活无法消化,肚子也会出现消化不良。如果你有各种胃病,如胃酸、胃溃疡或便秘,你或许要看看自己的情绪是否健康,现实和你所想要的是否有冲突。

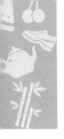

27 用语言来帮助减肥

许多人不知道语言在减肥或维持健康体重的过程中所起到的巨大作用。

比如,大部分人都发自内心地害怕死亡(dying),因此"节食"(die-ting)会让很多人感到如此困难也就不难理解了。即便是这个世界上最有善意的人,对这个词也是避之唯恐不及的!"减"(lose)肥也是一样。"减"这个词有一种负面的内涵,没有人喜欢自己的任何东西被"减"去,不是吗? 因此,这不是最好的措辞。至于"肥"(weight),在这样一个令人炫目的快餐文化世界,每个人都讨厌"等待(waiting)",宁可立即拥有一切,后果稍后再去管,所以从语言上看,"肥(weighting)"这个词也不好。

你在日常生活中所使用的语言真的很重要,会真正影响你的个人习惯。因此,要注意用词,多选择积极的、诱导性的语言来帮助自己取得"最佳健康"。

你传递自己的意图时也是一样。你曾经多少次告诉自己，准备要从"下个周一"或"下个月"或"新的一年"开始节食？这种将行动推迟到未来某一天的语言会给你的身体发出错误的信号。说明你没有为新的生活变化感到兴奋，这本是不应该推迟的，因为你现在就需要一个健康的、全新的自己，而你在暗示自己非常害怕这种变化，所以要推迟到下个周一、下个月或明年。如果作出决定并快速行动，成功往往就近在咫尺。你已经厌倦了自己，无法忍受自己的外表和感受，已经迫不及待，必须现在就开始行动，只有这样才会成功。

因此，下次如果你想改变生活，或想变得更健康些，要谨慎地选择自己的措辞和意图。它们对你的长远成功会起到很大的作用。

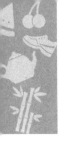

28 轻而易举地摆脱压力，保持平静

据估计，初级保健医生的病人中有 75%～90% 都是因为和压力有关的问题而来，因此保持健康的最好方法就是减少自己的压力。下面有一些方法可以帮助你永远保持平静，无论你在经历什么，或周围在发生什么。

1. **改变你的语言**。你日常生活中所使用的语言决定了你看待生活的方式，是令人兴奋还是令人害怕，简单还是艰难，驾轻就熟还是压力重重。如果你把生活看成是战斗，醒来就"战斗新一天"，或你认为人们总是要"将你击败"，那你的身体就会处于高度紧张的状态，像在战争中一样。花点时间想想你描绘自己经历时所使用的语言，选择那些让你放松而不是让你紧张的词语。

2. **让压力远去**。每天不时地检查身体，看看哪部分处于紧张状态。肩膀可以更放松些吗？牙关可以松开来吗？是否可以让呼吸更深一些？如果你了解到自己哪些地方紧张有压力，你可以去关注这些身体部分，释放压力。

3. **找到成就之外的幸福**。取得成就不一定会带来幸福，幸福也不一定取决于成就。别将二者混淆。在实现目标后，你会有一种成就感，不过，无论是否取得了你所期望的成就，这与你能否拥有幸福、能否放松心情并无必然联系。在生活中有目标很重要，因为追求目标的过程令人兴奋。不过，要耐心点，或许你没有达到自己的目标，但也别因此推迟自己享受幸福和放松的权力。即便你在追求目标的路上，也要保持幸福，因为如果你想等目标实现了再享受生活——不论是职业的还是个人的——等到有一天你回头张望的时候，你会发现自己浪费了很多时间。

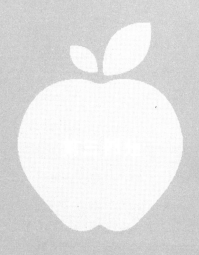

健康的身体

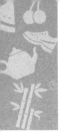

29 几条简单的建议帮你克服冬天的抑郁

漫长的、寒冷的冬天真的对你有影响吗？季节变化时，你经历过严重的心情变化吗？季节性情绪失调（SAD）是一种循环的、季节性的状况。其症状每年都在同样的时间出现和消失，通常秋末开始，春天阳光明媚时消失。

下面有一些问题可以确定你是否有季节性情绪失调的问题。在冬天：

- 你吃得更多吗？
- 你睡得更多吗？
- 你体重增加了吗？
- 你精力减少了吗？
- 你和朋友交往减少了吗？
- 你感觉更悲观吗？
- 你难以集中注意力吗？
- 你更加焦虑了吗？

● 你感觉有点压抑吗?

如果对以上某个问题的回答是肯定的,你或许就有季节性情绪失调。这里也有一些方法帮你克服:

1. 尽可能多晒阳光。把窗帘打开,以便房间和办公室充满阳光。如果天气允许的话,打开窗户。工作、在家或在公交车上都尽可能靠窗户坐,以便吸收更多阳光。

2. 如果外面阳光明媚,不管有多冷,也要穿得暖暖的出去晒晒太阳,呼吸新鲜空气。到室外吃个午饭或散个步会让你精神振奋。

3. 找个冬天也温暖的地方度假,以便让自己有所期待,暂时逃离黑暗、寒冷的冬季。

4. 尝试使用日出闹钟,可以在早上醒来时,将其设置成人工太阳缓缓升起的样子。

5. 在你经常待的房间里放一台离子发生器,以保证空气新鲜。离子发生器会释放出负离子,负离子在大自然中很常见(比如,暴风雨后),能让你感觉很舒服,还能调节激素水平。

6. 在冬天安排一些让你保持精神昂扬的活动。确保自己与喜欢的人交往、交流,不管天气如何,都要出去社交。

7. 确保家中和办公室中有模仿自然光线的全谱灯光。

8. 尝试光疗法。坐在光盒附近,光盒会释放全谱光,但为了安全会过滤掉紫外线。光盒会模拟太阳光,让你在黑暗的冬季也能收获到阳光带给你的好处。

9. 保持健康的饮食,摄入身体所需的维生素和矿物质,每周锻炼三四天。

30 锻炼有百利而无一害

　　控制体重和确保长期健康的关键方法之一就是每周至少锻炼三次。很多并非天生就喜欢健身的人需要激励。下面有七个很好的原因告诉你为什么要运动：

1. 运动可以大大减少患病的风险，一旦你病了也会让免疫系统作出快速反应。

2. 运动能帮助你达到并保持理想的体重，让你的感觉和外表都保持最佳。

3. 经常运动还可以让你保持良好的心情。当你运动的时候会释放多肽，能自然地改善你的情绪。

4. 运动最大的好处就是可以强化关节周围的肌肉，让关节处于良好的状态，这样或许可以让你避免受伤。比如，通过瑜伽或普拉提强化核心肌肉可以降低背部受伤的风险。

5. 运动可以让你睡得更好,使你在白天有更多持续的能量。

6. 运动可以改善循环,减少随着年龄增大肌肉和骨骼萎缩的风险。

7. 在你锻炼的时候,你给伴侣、孩子和其他家庭成员树立了一个好榜样。

如果你觉得自己没时间锻炼,要想办法挤时间。要让运动成为日常生活的一部分,晚上下班后或早上上班前都是不错的选择,你甚至还可以在中午吃饭时挤出时间来运动。

坚持运动的关键就是要找到一种你喜欢的运动形式。如果体操不是你的菜,那就去找你真正喜爱的运动。可以试试瑜伽、萨尔萨、跆拳道,或其他你认为有趣的运动。多尝试几样,看看你喜欢哪种,然后再开始。

31 练习普拉提，让身体苗条、结实和灵活

　　普拉提健身法是一系列控制性的运动，并通过使用各种器械来强化核心部位。

　　普拉提的目标是改善你的力量、灵活性和对身体的控制。普拉提要你在进行舒缓、流畅的运动时专注于呼吸和身体的调整。强调的是运动的质而不是量。有控制的呼吸可以帮助你有效利用身体、释放压力。

　　与通过传统的负重运动锻炼敦实的肌肉不同，普拉提能拉长肌肉，使它们更细长、结实和灵活。它可以改善你的姿态，使你更不容易受伤。

　　普拉提帮助你在身体的中心建立强有力的核心。这个核心是由腹部肌肉、脊椎和躯体、骨盆带和肩胛带附近的肌肉组成的。普拉提平衡训练整个身体，而不是让某些肌肉过度训练，而另外一些肌肉从不触碰，从而导致失衡。

许多运动队和精英运动员都将普拉提纳入了自己的训练系统。理疗机构用普拉提作为康复手段。普拉提最初是芭蕾舞演员和体操运动员使用的,现在依然是他们日常训练的重要组成部分。

普拉提可以帮助你:

- 受伤后康复和避免再次受伤。
- 提高运动成绩。
- 改进姿势。
- 变得更灵活柔美。
- 更有效地利用身体。
- 改善呼吸。
- 提高核心力量,变得不再那么容易受伤。
- 强化意识,让注意力更集中。
- 更警觉。

私人的普拉提课程非常昂贵,但是刚开始的时候一对一的指导有利于你学会必要的技巧,避免受伤。一旦你有了基础,就可以去参加许多小组课程,可以到当地的体育馆、健身中心或普拉提中心去做更深入的了解。

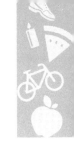

32 练习瑜伽，强身健体

瑜伽起源于 5 000 年前的印度，它被视为精神和身体训练和谐统一的运动之一，帮助一个人达到精神的开悟。近年来，瑜伽已变得非常受欢迎。瑜伽的类型有很多种，不论你的年龄和健身水平如何，总有一种瑜伽会是你所喜欢的，有温和的、快节奏的、有氧的，让你汗流浃背的等。瑜伽将运动和姿势与呼吸技巧和冥想结合起来。它可以让你的思维变得敏锐，并能改善你的情绪。

在瑜伽课堂上，你会学到不同的瑜伽体式，以及在每套体式中如何呼吸。如果动作看起来比较难，或者你觉得自己的身体不够灵活无法做到，别害怕；通过经常练习，你的力量和灵活性都会提高。

如果你对瑜伽感兴趣，下面有一些建议：

- 即便你身体健康，也要从基础班开始，因为你需要学一些关于瑜伽的基本概念和体式以及合适的准线,从基础班学到的这些东西对以后几年都会有用,能帮你避免受伤。

- 找一位不只是发出命令,而且会调整你的动作的老师。不过,如果瑜伽老师调整你的姿势时,让你觉得不自然或感觉疼痛,则让其停止调整:你掌管着自己的身体,你知道自己身体的极限。

- 不要把自己和班级的其他学员做比较,强迫自己做超越自己能力范围的事。要对自己有耐心,因为你的身体会随着时间的流逝放松下来。记住,千里之行,始于足下。

33 正确对待抗生素

抗生素是非常神奇的物质,如果使用得当,能拯救生命。问题是,如今我们有过度使用抗生素的倾向,刚有点感冒或其他疾病症状就会使用。抗生素只能治疗细菌感染。它们不能抵御病毒。如果你在不需要服用抗生素的时候服用抗生素,只会削弱你的免疫系统,导致经常生病。

抗生素能消灭身体中不健康的细菌,同时也会杀死所有的健康细菌。你胃部的益生菌是非常重要的。它使你的免疫系统增强,抵御肠道中的不健康细菌,帮助消化,并为您的身体提供必需的营养物质和维生素。

因此,你只能在真正需要的时候使用抗生素。当你服用抗生素时,确保你同时摄入大量的益生菌,以取代肠道中被抗生素消灭的益生菌。

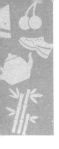

34 在自己身上练习反射

反射疗法是基于手和脚的不同部位对应身体不同部位的想法,并通过使用特定的技巧对某些特定的"反射"区域施加压力,以帮助传递能量并改善相关身体部位的健康。反射疗法背后的理念是,你身体上的反射点周围积聚着钙和尿酸的小晶体,通过轻轻地按摩穴位可以打破晶体,恢复血液循环和能量流动。

反射疗法不是要治疗潜在的严重疾病,不能代替药物治疗。然而,它在欧洲的许多医院和诊所得以使用,被认为是一个非常有效的康复技术。反射疗法可以加快愈合,帮助排除体内毒素,改善血液循环,提高精力,缓解紧张和头痛,对紧张、失眠、经前综合征、便秘、背部疼痛和湿疹也很有效。反射疗法的好处在于很方便进行,你坐在家里看书或看电视时都可以做。

按摩专家认为,毒素更有可能转移到脚部,所以专注于脚上的穴位比专注于手上的穴位更有效。足底按摩可以让挤在鞋子里走了一天的脚得以缓解疲惫。下面教你怎么做：

1. 找一个可以很容易够到自己脚的舒服的地方坐好。

2. 根据下面的反射图，找到相应的反射点进行按摩。右脚对应右边身体，左脚对应左边身体。

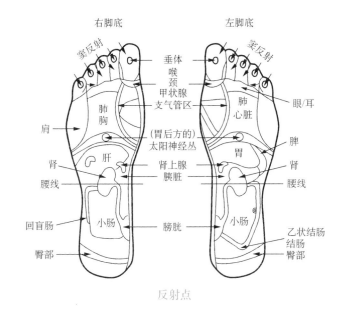

右脚底　　　　　　　　　　　左脚底

窦反射　　　　　　　　　　窦反射

垂体
喉
颈
甲状腺
支气管区

眼/耳

肺
胸

肺
心脏

肩

(胃后方的)
太阳神经丛

脾

肝

胃

肾

肾上腺
胰脏

肾

腰线

腰线

回盲肠

小肠

膀胱

小肠

乙状结肠
结肠

臀部

臀部

反射点

此外，你也可以检查一遍足部，看看哪些部位需要关注。用大拇指从脚趾按压到脚后跟处，越柔软的地方越不平衡——那也正是你要特别按摩的反射点。

3. 一旦你找准了反射点,就可以用大拇指进行按摩了。用大拇指轻轻地敲击,画圈或均匀地用力按压。温柔地、舒缓地按摩,并注意身体的反应。可以施加持续稳定的压力,让那里变得稍柔软,但又不会有疼痛感。等钙和尿酸晶体压碎后可以按得再深点。

4. 每只脚按5~15分钟。

35 经常按摩

按摩已经有几千年的历史了。这或许是世界上最古老的疗法。专家们估计,大约90%的疾病都和压力有关,按摩非常有助于缓解压力,放松心情。最新研究表明,按摩能产生化学变化,能在身体内部减少疼痛和压力。

按摩是当今世界最流行的治疗方式之一。在充满压力的生活中,这是简单易行的缓解压力的方法,有利于情绪、身体、心理和精神的平衡。

经常按摩可以:

- 降低心率。
- 降低血压。
- 改善循环。
- 提高免疫力。
- 改善消化。
- 促进天然止痛剂的分泌。

- 加速伤口愈合。
- 改善睡眠。
- 改善心情。
- 提高注意力。
- 排忧解愁。

按摩的种类有很多,如指压、深度组织按摩、瑞典按摩、运动按摩和足底按摩。不管你是喜欢轻柔的还是喜欢重的,你总能找到一种适合你的。

不要以为按摩会超过你的预算！你可以轻而易举在当地找到一家按摩会所,一分钟一美元。你也可以买个按摩球或按摩器给自己按摩,完全免费。也可以试试我个人最喜欢的方法,和伴侣、朋友或家人交换着按摩。我甚至还曾给自己的侄子和侄女每人 10 美元,换取他们 15 分钟的按摩！

36 冥想

压力是身体和情绪对外部世界的压力做出的紧张反应。任何要你快速做出反应的负面局势,比如与伴侣、孩子或朋友争吵,都会导致压力。正面的事件,如搬新家、换工作或结婚也会导致压力。

当你处于压力之下时,你的身体会做出战斗—逃跑反应——你的心率会加快,血压会上升,呼吸会又浅又快。肌肉和牙关都会紧绷,你可能会出汗,随着身体和情绪紧张感的增加,免疫系统也会变弱。压力可能会让你大吃大喝,导致焦虑、抑郁、失眠、肌肉疼痛和皮肤出疹。压力导致的病痛数不胜数。

降低压力水平的健康方式就是学会放松,简单易行的方式包括每天花 15～20 分钟来减压:控制呼吸、放松肌肉和集中注意力。换句话说就是冥想。

太多的研究表明了冥想的好处。其中包括,随着能量的提升,你会降低血压,改善睡眠,减少长期病痛,平静心情和清醒神志。

有很多不同的冥想技巧,你可以找一种适合自己的。下面这个练习可以帮助你开始冥想:

1. 找一个安静、舒适的地方坐下来,确保在 20 分钟之内不会受到干扰。

2. 找一个只有一两个音节的词帮助你放松,选择自由、平静、安静、爱或其他任何能够让自己放松的词语。

3. 双手放到大腿上,闭上眼睛,有意识地放松下颚和其他任何你感觉紧张的肌肉。

4. 口中默默重复你选择的词语。你或许会发现自己的脑海里浮现出工作、家庭、朋友或生活中的其他人或事。当你注意到这些想法时,承认它们的存在,慢慢让它们从脑海里消失,重新回到你默念的词语上。即便你思虑万千,花在默念词语上的时间很少也没关系。你要做的就是一旦注意到自己走神了,要马上回到你默念的那个词语上来。

5. 20 分钟后,睁开眼睛。(在冥想过程中,你可以通过瞥一眼手表来确认时间,同时继续保持在冥想状态,或者使用声音柔和的定时器来提醒自己时间到了。)完成冥想后,可以通过感受自己的身体和周围的声音,用几分钟让自己回到现实生活中。做好后,继续一天的生活,你会感觉神清气爽、充满活力。

比较理想的做法是每天冥想两次,不过哪怕一天一次对你也是有好处的。一旦你开始了有规律的练习,一两周时间你就会看到收获。它会让你更轻松地面对每天的困难和压力,你或许还会发现自己更平静,更积极,更容易入睡,血压也更低!

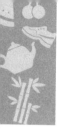

37 针灸疗法

针灸已经有几千年的历史了，它确实有效。针灸处理的是体内的能量，或曰气。能量沿着体内的路径（经脉）流动。每条经脉对应一个或一组身体器官。当生病或受伤时，气就会积滞。如果气流通得太快或太慢，就会导致疾病。金属针沿着经脉刺入患者的身体，停在经脉靠近皮肤表面的地方。针会释放气，使其恢复正常的流通，随着气在体内重新自由流通，症状就会缓解。

美国食品药品监督局认为针灸的钢针属于医疗器械，和其他无菌医疗设备一样接受管理。研究人员还发现，针灸能刺激免疫系统和神经系统释放多肽，这是身体的天然止痛剂。还会导致身体释放其他的天然化学物质，比如激素，可以调节身体，控制身体的疼痛和肿胀等症状。

下面是针灸可以治疗的疾病中的一小部分：

- 普通感冒或流感。
- 浑身疲惫乏力。
- 运动受伤，如扭伤或拉伤。
- 过敏。
- 高血压。
- 经前综合征。
- 失眠。
- 忧郁和焦虑。
- 哮喘。
- 不孕不育。

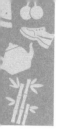

38 用指压法治疗普通疾病

指压法和针灸法(见第37条)是同一原理,只不过不用针。和针灸法用针不同,指压法使用手和手指在经脉按压以恢复能量或气的流通。

指压法最好的一点就是你可以在自己身上施行。对与压力有关的问题,如头疼、肌肉疼痛、乏力、失眠、焦虑、晕动症和便秘特别有效。

如何指压

1. 找准一个穴位,用大拇指、其他手指、肘和掌持续用力按压30秒。

2. 稳定深入按三分钟,然后放开,再继续按下一个穴位。如果有的地方你够不着(比如你的背部),你可以躺在一个按摩球或网球上,不过要小心。如果穴位真的很痛,你可以按得慢一点。

3. 如果你很难找准穴位,可以用手指在四处按按,看哪里最敏感。

对普通疾病有许多不同的指压方案。下面有些针对普通疼痛的方法可以缓解症状。

头疼

用一只手的大拇指和食指捏另一只手的拇指和食指相连处(大约在相连处往里一英寸半的地方)。捏两分钟,然后反过来换一只手,重复三次。这个方法对窦疼和牙疼也有作用。

便秘和消化不良

把右食指放在右膝下的皮肤上,其他三个手指放在腿上,你的小拇指所放的位置就是对胃非常有效的一个穴位。轻轻地按压,很可能这个地方会觉得敏感。用力按一分钟,休息一会儿,重复三次,然后换左腿。

宿醉

我想我或许可以额外赠送这个技巧,因为很多人为此遭罪!在脚踝往下两个脚趾宽度的脚背上以及大脚趾和第二个脚趾之间的地方按压画圈。这里触感柔软,可以用力深按。如果你的脚疼,这个方法也是有帮助的。

经前综合征和月经来潮

有几个穴位可以缓解这些症状。有个简单点的,在腿的内侧,从脚踝往上三四指宽的距离。你会发现这个地方比较软,按压一分钟然后放开,重复三次,如果需要再重复。

39 找按摩师治疗背疼

十个人中就有八个人一生中遭遇过某种形式的背疼,要么因为肌肉张力不够、姿势不对、运动或其他伤害、椎间盘问题,要么是因为腿或臀部的问题。情绪紧张、长期缺乏运动、持续紧张和重体力活也会导致背部疼痛。

如果你也有背疼,我建议不要急着去找医生,而是去找按摩师。按摩治疗是第三大医疗保健行业,仅次于医药和牙科。大部分保险条款都将其包含在内,按摩疗法能解决背疼、脖子疼、头疼和其他长期性疼痛,以及各种运动伤害。

按摩疗法通过推拿脊椎和关节来恢复正常运动,减少神经的干扰,以便使身体恢复到平衡状态。许多疾病都和脊椎错位没有得到矫正有关系。按摩师通过推拿脊椎来释放对神经的压力。

按摩师受过非常好的训练,所以你可以对他们的手有信心。如果他们帮不了你,他们会让你知道,并推荐你去咨询医生。选择合适的按摩师和寻找合适的牙医或医生一样重要。最好有朋友或专业人士的推荐。甚至可以从你的医疗保险公司获得推荐。

40 亚历山大健身技术

在我 14 岁背部受伤的时候，一位医生首先给我推荐了亚历山大健身技术。不仅我的背部康复了，我还学会了如何更轻松地坐、站、走和搬运物体。即便现在还有人会问我为何姿态这么好，一切都要归功于我参与了亚历山大健身技术训练。

亚历山大健身技术的基本理念就是消除身体中的紧张，纠正肌肉的不当使用和改变日常生活中的不良姿势，比如坐姿、卧姿、站姿、走路姿势和搬运物体的姿势。目标是提升运动的自由度和舒适度，学会用正确的方式从事各种活动，以免引起身体的紧张。

亚历山大健身技术能改造身心，是演员、歌手和音乐家最喜欢的健身方法，因为这能帮助表演者在舞台上放松，做动作时使用最少的能量。我强烈推荐每个人都学习亚历山大健身技术，因为它不仅能帮你改掉不良习惯，还会改善你的姿势,让你变得更加自信。

如果你觉得你的姿势有需要改善的地方,或者你身体某个部位承受了不必要的压力,如果你的背或脖子不舒服,或者你只是想了解身体应该如何运动或想保护身体免遭重复损伤,那么亚历山大健身技术就是为你设计的。

41 储备顺势治疗药

顺势疗法是一种在全世界使用已经超过 200 年的天然医疗保健体系。世界卫生组织承认它是世界上第二大治疗体系。

其理念是要从各个层面(精神、情绪、心理和身体)医治病人而不只是治疗疾病。顺势疗法最重要的原则就是"相似治愈相似"的治疗原则,是一种使用能引起与某种特定疾病相似症状的药物来治疗该种疾病的治疗方法。将能引起与疾病相似症状的物质高度稀释后让患者服用,旨在激发身体的自然愈合系统。比如,喝太多咖啡会引起失眠、焦虑,甚至心跳加速,而顺势疗法用的咖啡可以治愈所有这些问题。

有许多取得资格的顺势疗法医生,你可去进行个人咨询和治疗。采用顺势疗法药物,你可以自己轻而易举地治好一些日常疾病。这些药物在大部分药店或保健品店都可以找到。它们安全无毒,而且因为它们没有副作用,任何人都可以使用,包括婴儿、孕妇和老年人。它们是对正常治疗方法的有效补充,了解顺势疗法的医生通常都会给你推荐。

下面有些药物你或许可以在自家药箱常备:

乌头(Aconite):用于治疗发烧、感冒、流感,以及恐慌和各种儿童疾病,如耳疼、咽喉痛、流感和发热。

山金车酊(Arnica):缓解肌肉疼痛、创伤和挫伤。

砷(Arsenicum):用于治疗恶心、呕吐、癫痫和食物中毒。

颠茄碱(Belladonna):用于治疗咽喉痛、头疼、耳疼、发热、胃灼热、胀气、肿胀和胃部不适。

金丝桃属植物(Hypericum):糊状时可用于治疗伤口疼痛、感染、擦伤和蚊虫叮咬。内服则对神经疼和背疼有疗效。

马钱子(Nux Vomica):对晕动症和宿醉有疗效。可以缓解恶心、呕吐、疲劳、头疼、痉挛、胃灼热、溃烂、打嗝和便秘。

漆树盐肤木属(Rhus Tox):对荨麻疹和瘙痒有疗效。这是稀释后的栎叶漆树,对接触毒漆引发的皮疹和湿疹疗效很好。

42 传统中医

传统中医有五千年的历史。西医医师关注的是病痛的部位,中医和西医不同,中医认为身体是一个完整的系统,这个系统可能会失去平衡,当身体中的能量或气的流通受阻时,疾病就会产生。中医强调使用草药、饮食、推拿和针灸来治疗疾病。太极及气功和传统中医也有紧密联系。

传统中医使用阴阳相对的两股力量作为理解身体和健康的基本方式。阴和阳代表黑暗和光明、女性和男性、冷和热。传统中医相信,一旦阴阳失衡,人就会生病。关于阴阳,还有五个不同的一直在变化的方面:土、火、金、水和木,这五个方面需要处于和谐之中。五者在一个复杂的系统中相互作用。五个方面不协调,也就是阴阳失衡,会导致疾病。

传统中医对许多健康问题有帮助,比如长期疼痛、过敏、感冒、流感、皮肤问题、消化问题、不孕不育和精神不振等。

　　你第一次去看中医时,医生会给你把脉,查看舌苔。医生可以通过舌头的形状和颜色了解你的内脏的健康状况,因为舌头的每个部位都是和身体的某个区域或器官相联系的。

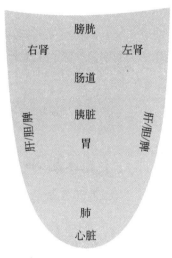

传统中医舌诊图

43 使用无氟牙膏或漱口水

几乎每一个品牌的牙膏中都含有氟,许多专家都宣称它有助于防止蛀牙。然而,这种化学物质与许多健康问题有关,包括癌症。在 2007 年,研究人员发现,如果儿童生活的社区水中含氟,他们身体中铅的含量会升高,这也解释了水管被腐蚀的问题。李约翰博士 (Dr. John Lee) 专门研究氟的毒性,他将使用氟化物和骨质疏松症直接联系了起来,越来越多的医生和研究人员表达了对公众接触水中的氟的担心。放在水中、牙膏和补剂中抵御蛀牙的含氟化合物从未接受过安全检验。

实际上,如果你看看大部分牙膏的背面,你会注意到一个警告标志,要你将牙膏放在 6 周岁以下儿童够不着的地方,如果牙膏不小心被吞下,应联系中毒控制中心。自 1997 年开始,美国食品药品监督局要求所有含氟的牙膏标上这一警示。

数据还表明,是不是用氟对孩子的牙齿健康没有影响。

除了氟,大部分牙膏还含有其他吞食后会发生危险的物质,如尼泊金、矿脂、人工调味料、人工香精、矿物油、丙烯和乙二醇。

为了减少对氟的接触,可以过滤家中的饮用水(选择能过滤氟的净化器),选择天然的、不含氟的牙膏和漱口水。

44 买无毒的化妆品

与食品和药品产业不一样,对化妆品和美容产品的管理很少。因此,许多化妆品和美容产品包含有毒成分,因为它们成本便宜而且能确保更长的保质期。这些成分包括煤焦油色素、苯二胺、苯和甲醛——相信我,你不会想让这些东西进入你的身体!

遗憾的是,这些有潜在危害的化学物质会通过许多不同方式被吸收进你的身体,并进入血液。喷发胶、香水和脂粉会被吸入,眼妆会通过粘膜吸收,唇膏会被吞入。(显然,每位女性一辈子要摄入四至七磅唇膏!)洗发水、染发剂、护发素、身体乳液和胭脂都会通过皮肤吸收。

关于化妆品,你可以做以下三件事来保护健康:

1. 看看化妆品包装上的标签,确保你的化妆品有天然和有机的成分,来自植物和天然矿物质、彩色粘土和植物油。你要找的化妆品中应包含你认识的自然成分,凭经验法则,如果配方表上的成分名称你不会读,也许那个成分对你没什么好处。

2. 如果产品中有一种成分你不了解,在买之前查一查。通常成分的名称是隐含成分的代码。比如,香料这个词经常代指香料中的许多化学成分。爽身粉听起来是安全的,但实际上它和石棉相似,对羟基本甲酸酯(parabens)是防腐剂,可以延长产品的使用寿命,但也是有毒的。你会注意到,许多健康产品都会在标签上提到"不含防腐剂"!

3. 如果你对化妆品有怀疑,那就化淡妆吧。自然的妆容会更有魅力——或许只需要画个漂亮的眉,涂点睫毛膏和唇膏,在需要的地方抹点粉就可以了。

45

美丽自然的指甲

许多人在涂指甲油时会不假思索，但实际上，指甲是可渗透的，指甲油可能也没你想的那么健康。没人要求在标签上标出指甲油的成分，所以你对里面的危险化学成分无从知晓。事实上，大多数指甲油含有大量的邻苯二甲酸盐和甲醛，这被认为是致癌的。

下面有 7 种简单的方法，可以确保没有危险的化学物质从指甲渗入体内：

1. 从当地保健品店购买水性指甲油，这些指甲油中化学溶剂都是用水代替的。

2. 丙酮是强力溶剂，实际上会让指甲脱落。因此要用不含丙酮的卸妆液去除指甲油。虽然费的时间长一点，但对你更健康。

3. 避免使用丙烯酸指甲油，因为在卸妆时它们很容易让你的指甲表层脱落。

4. 可能的话,不要给指甲抛光。你可以自己来保养指甲让它光亮可人:定期修剪,涂抹滋润角质层油。

5. 好的指甲从健康的饮食开始,因此要确保指甲能从你的食物中获得所有需要的营养。

6. 如果你在怀孕或哺乳,最好的选择是让指甲顺其自然,如果你想磨光,要用水性擦光剂。

7. 如果你去美容店,确保该地方干净卫生,在使用工具前进行过消毒,避免感染有害病菌或细菌。

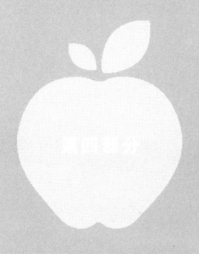

第四部分

健康的环境

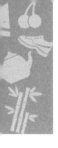

46 避免双酚A

从事相关研究的专家发现,用一种叫双酚A(通常称BPA)的化学物质制成的塑料毒性很大,能轻而易举地渗入到食物和饮料中。它会在体内模拟雌激素的效应,扮演着内分泌干扰物的角色。研究还表明暴露在双酚A环境中会大大增加患子宫肌瘤和乳腺癌的风险,还会导致精子数量下降,儿童容易性早熟等。

双酚A广泛用于儿童杯子、饮水杯、烤箱、微波餐具和饮食器具的生产中,甚至金属容器的塑料内壁中也有。下面有些关于塑料,包括含有双酚A的塑料的注意事项:

1. 避免用塑料容器加热食物。塑料加热和受压后,会释放少量的化学成分。是否会释放出双酚A取决于食物和液体的加热温度。

2. 不要用微波炉加热塑料容器中的食物。可以用玻璃如耐热玻璃容器或陶瓷容器加热食物。

3. 避免食用罐装食物和饮料,因为许多罐头盒内壁含有双酚 A。

4. 不要用洗碗机清洗塑料容器。

5. 不要使用有刮痕的塑料容器。

6. 确保你的水杯是不含双酚 A 的。如果可能的话,不要用塑料杯,改用玻璃或不锈钢水杯(确保内外都是不锈钢的)。冲洗水杯后,在再次装水前要晾干,以便消除细菌。

7. 确保你买的奶瓶、鸭嘴杯和孩子的餐具都是不含双酚 A 的。包装上会注明"不含双酚 A"。

8. 避免使用底部回收利用标签上有数字 7 或 3 的食物容器,因为它们大部分都是含有双酚 A 和其他危险物质的(标有 1、2 和 4 的不含双酚 A)。要了解更多信息,可参考第 47 条建议。

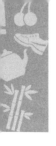

47 了解哪些塑料是可以安全使用的

　　日常生活中使用的东西有很多都是塑料的,包括食物容器、饮料容器、厨具和孩子的玩具。你已被各种形式的塑料包围! 因为使用太广泛,了解哪些塑料对你、家人和地球是健康的就显得至关重要。

　　塑料不会降解,因此海洋上漂流的所有垃圾中塑料占了90%。

　　研究表明有些塑料是有毒的,会引起身体内的激素变化。研究还表明,因为塑料的影响,鱼和鸟类已经出现了激素紊乱:海洋中已经有厚厚一层危险的人工合成颗粒。

　　你如何才知道哪种塑料是最安全的选择呢? 每次你去买塑料容器的时候,翻过来看看容器的底部。你会发现在一个回收利用标签上标有 1 至 7 中的一个数字。这个数字会告诉你容器是用什么塑料制成的,能否回收利用,是否对健康有害。下面介绍了这些数字的含义,你会发现3和7是最危险的。

1. **聚对苯二甲酸乙二醇酯(PET 或 PETE)**:一般认为这个是安全的,被用来制造软饮料瓶、水瓶、运动饮料瓶、番茄酱和沙拉酱瓶。尚未发现会渗出任何可能导致癌症或干扰激素的化学物质。然而,它的多孔表面容易滋生细菌,所以决不能二次利用这种瓶子。

2. **高密度聚乙烯(HDPE)**:一般认为是安全的。它被用来制造牛奶瓶、水瓶和果汁瓶,黄油和酸奶的容器,麦片盒衬垫和垃圾袋。尚未发现会排出任何不健康的化学物质。

3. **聚氯乙烯(PVC)**:这种塑料是不安全的。它被用于塑料食品包装、冷冻食品容器、烹调油瓶子和水管。聚氯乙烯是硬塑料,为了使它更灵活,厂家在生产时会添加"增塑剂",在和食物接触时,会释放出少量这些化学物质,有致癌嫌疑。你要避免把有塑料包装的食物直接放到微波炉中加热,因为高温会导致有毒物质从塑料中释放出来并流入食物中。

4. **低密度聚乙烯(LDPE)**:一般认为是可以使用的。通常用在一些面包和速冻食品包装袋、可挤压的瓶和杂物袋中。尚未发现会渗出任何危险的化学物质,不过通常不能回收利用,因此对环境而言不是很好的选择。

5. **聚丙烯(PP)**：一般认为是可以使用的。常用于番茄酱瓶、酸奶容器、人造黄油瓶和药瓶中。它在生产过程中是有害的，但尚未发现会渗出任何危险的化学物质。越来越被认为是可以回收利用的。

6. **聚苯乙烯(PS)，或聚苯乙烯泡沫塑料**：这种塑料是不安全的。常用于一次性盘子和杯子，容器和包装，以及玩具等。有很多证据表明，这种类型的塑料会释放有毒化学物质，尤其是加热后。它也很难回收利用。

7. **其他塑料(通常是聚碳酸酯，包括双酚A)**：这种塑料是不安全的。这个数字是指所有其他类型的塑料，包括双酚A或用双酚A制成的塑料。双酚A会干扰激素分泌并有强烈毒性(更多信息可参见第46条建议)。常用于婴儿奶瓶、食物储存容器、电脑机箱、微波炉器皿、厨具和金属容器的塑料涂层中。随着产品的老化以及温度的变换，会释放到食物中，也很难回收利用。

48 安全使用手机

手机确实非常方便,大部分人都有。实际上,根据国际电信联盟(ITU)的调查,全球 70 亿人口中有 50 亿人有手机。

手机也有不好的一面,它会产生电磁辐射(EMFs),其安全性一直饱受争议。有些研究表明手机是安全的,但也有一些研究认为长期使用手机,会让使用者受到辐射的伤害,因此可能会面临脑肿瘤的危险。

虽然研究结论尚不清楚,但是我们要记住,手机的流行时间还不长,而癌症的形成通常要几十年。如果你回顾烟草业的历史,你会发现证明烟草对身体有害也花了几十年的时间。因此,这项新技术对健康的影响,我们还需要进一步了解,同时下面有些方法可以让你慎之又慎,降低潜在的健康风险。

1. 尽量少用手机,如果必须用,尽量减少通话时间。

2. 使用手机时,注意自己耳朵和头部的感受。如果你觉得有点发热或轻微的悸动,立即停止通话,将通话转到电话上或告诉对方你将改用电话打回去。

3. 不要总是把手机随身携带。不要挂在脖子上,放在心脏附近、口袋里或裤带上,别放在生殖器附近或长时间抓在手里。手机会持续不断地发出辐射,对它附近或接触的任何身体器官和部位都会有影响。如果可能的话,把手机放在桌子上、袋子或钱包里,远离身体。

4. 到目前为止,如果你需要用手机,最好的办法就是用免提,尽量不用手,确保让手机尽量远离你。这在车上可以轻易做到,你可以用音响系统,同时把手机放在离自己一英尺外的地方。

5. 手机要在信号好的时候使用,因为信号好,辐射反而少。如果信号不好,手机更耗电,为了获取信号发出的辐射更多。你使用手机当然希望尽可能省电,因此说话时不要用手阻挡接收信号的地方,如果发现信号不好,尝试换个信号好的地方再接听或拨打电话。

6. 使用听筒耳机,比如蓝牙,这样受到的辐射比直接用手机要少些,不过辐射还是会有的,因此,不要一直戴着。在使用蓝牙的时候,确保尽量缩短通话时间,而且要将耳机在两只耳间交换。

7. 市场上有许多价廉物美的产品,可以保护你不受手机辐射的影响,比如,手机电磁场屏蔽器、空气管听筒和铁氧体磁珠等。

8. 孩子比成年人更容易受到辐射的伤害,除非紧急情况,尽量不要让他们使用。

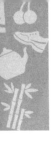

49 用自然和健康的方式打扫卫生

你在橱柜里、水槽下和浴室柜子里放着的许多清洁产品都是有毒的,对健康有害。这些东西一旦被吸入或接触到皮肤会很危险,如果不小心吞食更是致命的。

可喜的是,近年来有许多环保的清洁产品上市了,比那些有毒的化学产品要安全得多。不要让自己经常暴露在有毒的化学品面前,要用环保产品取代过去那些危险的产品。环保产品可能稍微贵些,但是可以让你和家人少接触有毒物质,因此额外的花费绝对是值得的。

如果你想改变,那就一次淘汰一种产品,化学产品用完后就用环保产品取而代之。如果你认为环保清洁产品太贵了,下面有三种便宜、安全、简单而又自然的选择可以试试:

1. **用蒸馏白醋**。蒸馏白醋作为家用清洁剂非常有效,因为它酸性很强,可以杀死细菌、霉菌和病菌。非常环保,也很便宜。

2. **用小苏打**。小苏打用来清洁非常好,因为它在水中可以溶解污渍和油脂。这完全是天然的,能保持酸碱平衡,消除气味。非常适合用来清洁厨房和浴室台面,消除冰箱、垃圾处理器、垃圾桶和洗碗机中的异味。你还可以在地毯上撒些,以消除宠物和其他东西的气味。

3. **用玉米淀粉**。玉米淀粉用来清除油脂和油迹效果特别好。你可以用它清洁台面,清除地毯上的污迹,用来清洗窗户也非常好,在熨衣服时撒上一点儿效果也不错,此外用在婴儿身上也比爽身粉好。

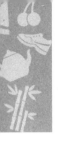

50

改善室内空气质量

根据环境保护局(EPA)的统计,美国家庭室内污染程度是室外的几百倍,长期暴露于家里或办公室内的空气污染源会导致重大的健康风险。任何时候你都可能接触到病毒、细菌和病菌,地毯、家具、油漆、寝具中的甲醛散发出化学气体,以及空气中的粒子,如过敏原、灰尘和粉尘等,这些只是随便举的几个例子!

你也许需要一个空气过滤器来保护自己和家人,尤其是如果家中有人患有哮喘、免疫系统疾病、乏力、头疼或呼吸疾病。最好的室内空气清洁器就是一套高效空气过滤器(HEPA)设备。

下面有一些额外的建议可以帮你改善空气质量:

1. 买一台便携式的空气过滤器放在家中。

2. 把鞋子脱在门口以便减少从室外带入室内的有害

物质。

3. 新的地毯或家具要放在通风处,以便油漆或化学物质中的毒素不会危害到你和家人的健康。

4. 如果你有孩子,限制他们使用塑料玩具,因为它们可能含有危险物质。

5. 许多垫子和地毯含有甲醛,因此如果你房子里有,一定要养些植物以吸收释放到空气中的有害化学物质。如果可以选的话,买不含甲醛的。

6. 换掉你以前使用的清洁产品和空气清洁器,改用环保的产品(更多信息可以参见第 49 条)。

7. 你经常生病? 那就检测下看看室内是否有霉菌。

8. 经常开窗让新鲜空气进来,改善室内空气质量。

9. 不要在室内吸烟。

10. 使用更天然的、有机的个人护理产品,不要用有毒的化学品。(更多信息参见第 44 和 45 条)

你的身体有多健康？

现在该看看你的身体到底有多健康，以及如何变得更健康了。把你的答案跟下面的结果比较下，看看哪些建议能让你变得幸福、健康、长寿。

1. **如果答案是：**

   A　参见第 1、48 条

   B　非常好，你知道应尽可能用座机和对方通话。现在你可以看看其他建议让自己变得更健康。

   C　参见第 1、48 条

2. **如果答案是：**

   A　参见第 2、46、47 条

   B　非常好，你知道关心饮用水的质量。现在你可以看看其他建议让自己变得更健康。

C 参见第 2、46、47 条

3. **如果答案是:**

A 参见第 49、50 条

B 祝贺你,对家里的有害物质这么关心。现在你可以看看其他建议让自己变得更健康。

C 参见第 49、50 条

4. **如果答案是:**

A 非常好,你知道抹在身体上的东西都会被吸收。现在你可以看看其他建议让自己变得更健康。

B 参见第 43、44、45、49 条

C 参见第 43、44、45、49 条

5. **如果答案是:**

A 参见第 46、47 条

B 太棒了,你意识到塑料的潜在危害。现在你可以看看其他建议让自己变得更健康。

C 参见第 46、47 条

6. **如果答案是:**

A 参见第 1、2、3、12、13、15、16、19、20、30、31、32、34、35、37、38、39、40、41、42 条

B 太棒了,你知道如何照顾自己和自己的身体。现

126

在你可以看看其他建议让自己变得更健康。

C 参见第 1、2、3、12、13、15、16、19、20、30、31、32、34、35、37、38、39、40、41、42 条

7. **如果答案是：**

A 非常好，你意识到了自己的姿势及其对健康、幸福和自信心的影响！现在你可以看看其他建议让自己变得更健康。

B 参见第 31、32、35、36、39、40 条

C 参见第 31、32、35、36、39、40 条

8. **如果答案是：**

A 非常好，你不会特别情绪化。现在你可以看看其他建议让自己变得更健康。

B 参见第 29 条

C 参见第 21、22、23、24、25、28、30 条

9. **如果答案是：**

A 参见第 30、31、32、39 条

B 太棒了，你已经意识到运动是健康生活的重要组成部分。现在你可以看看其他建议让自己变得更健康。

C 参见第 30、31、32 条

10. **如果答案是：**

A 参见第 10、11、12、14、15、16、17、27、30 条

B 你非常聪明，知道时时刻刻照顾好自己，不需要节食。现在你可以看看其他建议让自己变得更健康。

C 参见第 2、10、11、12、14、15、16、17、27、30 条

11. **如果答案是：**

A 你知道如果你照顾好身体，身体也会照顾你。现在你可以看看其他建议让自己变得更健康。

B 参见第 1、2、3、4、5、6、7、8、9、12、13、14、15、16、17、18、19、20、21、22、23、24、25、26、28、30、31、32、33、34、35、36、37、38、39、40、41、42、43、44、45、46、47、48、49、50 条

C 参见第 1、2、3、4、5、6、7、8、9、12、13、14、15、16、17、18、19、20、21、22、23、24、25、26、28、30、31、32、33、34、35、36、37、38、39、40、41、42、43、44、45、46、47、48、49、50 条

12. **如果答案是：**

A 参见第 21、22、23、24、25、28、30、32、34、35、36、37、38、40 条

B 你非常幸运，知道冷静处理，很少有什么事会让你感觉到压力，这是健康的一大关键要素。现在

你可以看看其他建议让自己变得更健康。

C 参见第 21、22、23、24、25、28、30、32、34、35、36、37、38、40 条

13. 如果答案是:

A 非常不错,你不把实现目标等同于快乐。现在你可以看看其他建议让自己变得更健康。

B 参见第 21、22、25、28 条

C 参见第 21、22、25、28 条

14. 如果答案是:

A 你可以轻而易举地表达自己的愤怒,发泄自己的怨恨,这样做是很健康的。现在你可以看看其他建议让自己变得更健康。

B 参见第 21、22、23、25、26、28 条

C 参见第 21、22、23、25、26、28 条

15. 如果答案是:

A 参见第 10、11、12、17 条

B 太棒了,你会有意识去吃能维持能量的食物,你考虑的是长期的效果。现在你可以看看其他建议让自己变得更健康。

C 参见第 10、11、12、16、17 条

16. **如果答案是**：

    A 参见第 19、20 条

    B 参见第 19、20 条

    C 非常了不起,你还注意到了不同维生素和矿物质的质量差异。现在你可以看看其他建议让自己变得更健康。

17. **如果答案是**：

    A 非常不错,你知道吃有机食物的好处。现在你可以看看其他建议让自己变得更健康。

    B 参见第 3、4、5、19 条

    C 参见第 3、4、5、19 条

18. **如果答案是**：

    A 非常不错,在你想吃零食的时候你会找健康的零食。现在你可以看看其他建议让自己变得更健康。

    B 参见第 11、12、15、17 条

    C 参见第 11、12、15、17 条

19. **如果答案是**：

    A 非常不错,你知道关心自己所买肉制品的质量。现在你可以看看其他建议让自己变得更健康。

    B 参见第 3、6、7、8、9 条

C 参见第3、6、7、8、9条

20. **如果答案是：**

A 参见第3、4、5、6、7、9、12、13、14、16条

B 含有大量健康水果和蔬菜的饮食会让你受益匪浅。现在你可以看看其他建议让自己变得更健康。

C 参见第 1、2、3、4、5、6、7、8、9、10、11、12、13、14、15、16、17、18、19、20 条

致　谢

　　我要感谢数不胜数的杰出医生、保健医师、治疗专家、自我康复训练师和环保主义者,他们从不同方面对这本书作出了贡献。从我青少年时期开始,他们当中的每个人都在不同的时间点开阔了我的眼界,让我了解了健康的真正含义,影响了我对待自己身体的方式,并最终让我能够传授关于我们所吃的食物、我们所吸收的毒素、我们如何全面地让身体康复以及心理和精神对身体的深刻影响等各方面的知识。我要特别感谢岩本医生(Dr. Yamamoto)、德安德烈医生(Dr. DeAndrea)、约翰·伍德(John Wood)、哈克哈密密(Hakhamimi)医生、桑顿(Ty Thornton)和威尔士王子殿下。

　　感谢我的杰出编辑萨拉·佩尔兹(Sarah Pelz)和哈利昆(Harlequin)团队的其他成员,他们为这套"How Happy Is"系列丛书付出了巨大的努力。

还要特别感谢在设计本书时通力合作的塔拉·凯利（Tara Kelly）和马克·唐（Mark Tang），以及市场部的莎拉·亚力山大（Shara Alexander）等。

我要感谢我出色的图书代理商，香农·马文（Shannon Marven）和莱西·林奇（Lacy Lynch），简·米勒（Jan Miller）以及杜普雷·米勒（Dupree Miller）代理处的每一个人。谢谢你们两次把我的书稿从一堆无聊的言情故事中挑出来！显然，这也说明偶尔只凭一个电话，也能办成事情！

我还要感谢支持"How Happy is . . ."丛书的《赫芬顿邮报》（*Huffington Post*），感谢巴贝特·佩里（Babette Perry）、温迪·科恩（Wendy Cohen）和斯科特·沃伦（Scott Warren）的支持。感谢山姆·费舍尔（Sam Fischer）和萨皮罗（P. J. Shapiro）对我的支持，还有我在加拿大作家协会（CAA）的杰出经纪人阿什利·戴维斯（Ashley Davis）和安德烈·罗斯（Andrea Ross）。

谢谢我在 HowHappyIs. com 网站的同事，尤其是才华横溢的搭档乔恩·斯托特（Jon Stout），还有负责组织的特丽·凯里（Terri Carey），负责插图的塞丽娜·扎内洛（Serena Zanello）。

要感谢我可爱的姑妈伊凡（Evonne），她在替代疗法和要多吃有机食物方面的观点已经跑在时代的前列，虽然每个人都笑着说我们"疯"了，但不管怎样，我们还是做到了。

最后还要感谢两个人，我生命中的最爱，奥利（Oli），和最快乐、最健康的朱达（Judah），你们太棒了！